Dungeons & Workouts
Die Insel des Gewinsel

AF850443

Das vorliegende Buch wurde sorgfältig erarbeitet. Dennoch erfolgen alle Angaben ohne Gewähr. Weder die Autorin noch der Verlag können für eventuelle Nachteile oder Schäden, die aus den im Buch vorgestellten Informationen resultieren, Haftung übernehmen.

Sollte diese Publikation Links auf Websiten Dritter enthalten, so übernehmen wir für deren Inhalte keine Haftung, da wir uns diese nicht zu eigen machen, sondern lediglich auf deren Stand zum Zeitpunkt der Erstveröffentlichung verweisen.

Marie Fritsche

Dungeons & Workouts

Die Insel des Gewinsel

Das motivierende Fitness-Rollenspiel für jeden Gamer

Meyer & Meyer Verlag

Dungeons & Workouts – Die Insel des Gewinsel

Bibliografische Information der Deutschen Nationalbibliothek
Die Deutsche Nationalbibliothek verzeichnet diese Publikation in der Deutschen Nationalbibliografie; detaillierte bibliografische Details sind im Internet über <http://dnb.ddb.de> abrufbar.

Alle Rechte, insbesondere das Recht der Vervielfältigung und Verbreitung sowie das Recht der Übersetzung, vorbehalten. Kein Teil des Werkes darf in irgendeiner Form – durch Fotokopie, Mikrofilm oder ein anderes Verfahren – ohne schriftliche Genehmigung des Verlages reproduziert oder unter Verwendung elektronischer Systeme verarbeitet, gespeichert, vervielfältigt oder verbreitet werden.

© 2021 by Meyer & Meyer Verlag, Aachen

Auckland, Beirut, Dubai, Hägendorf, Hongkong, Indianapolis, Kairo, Kapstadt, Manila, Maidenhead, Neu-Delhi, Singapur, Sydney, Teheran, Wien

Member of the World Sport Publishers' Association (WSPA)

Gesamtherstellung: Print Consult GmbH, München

MIX Paper from responsible sources FSC® C084279

ISBN 978-3-8403-7725-9
E-Mail: verlag@m-m-sports.com
www.dersportverlag.de

Inhalt

1
Einführungstest

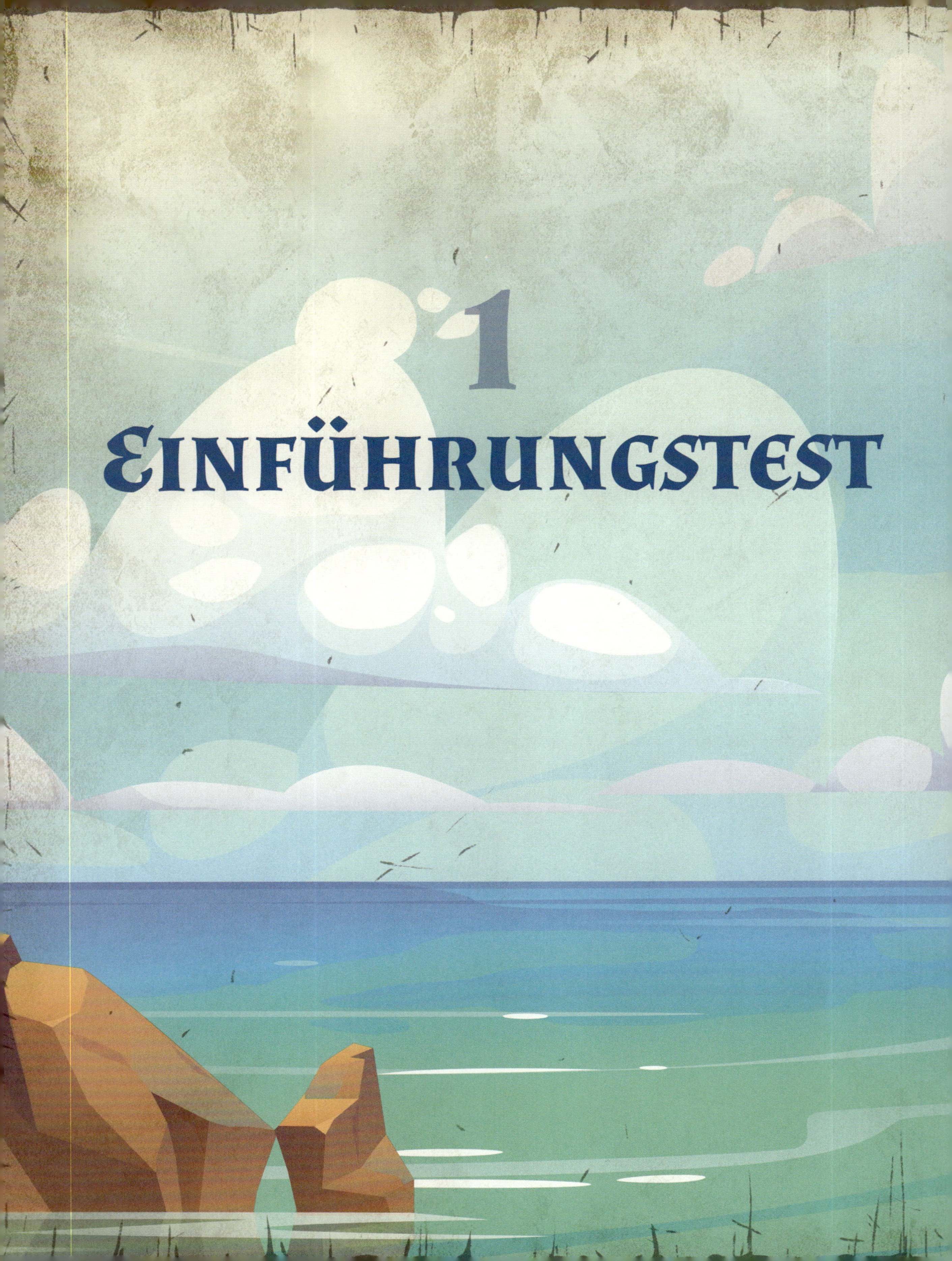

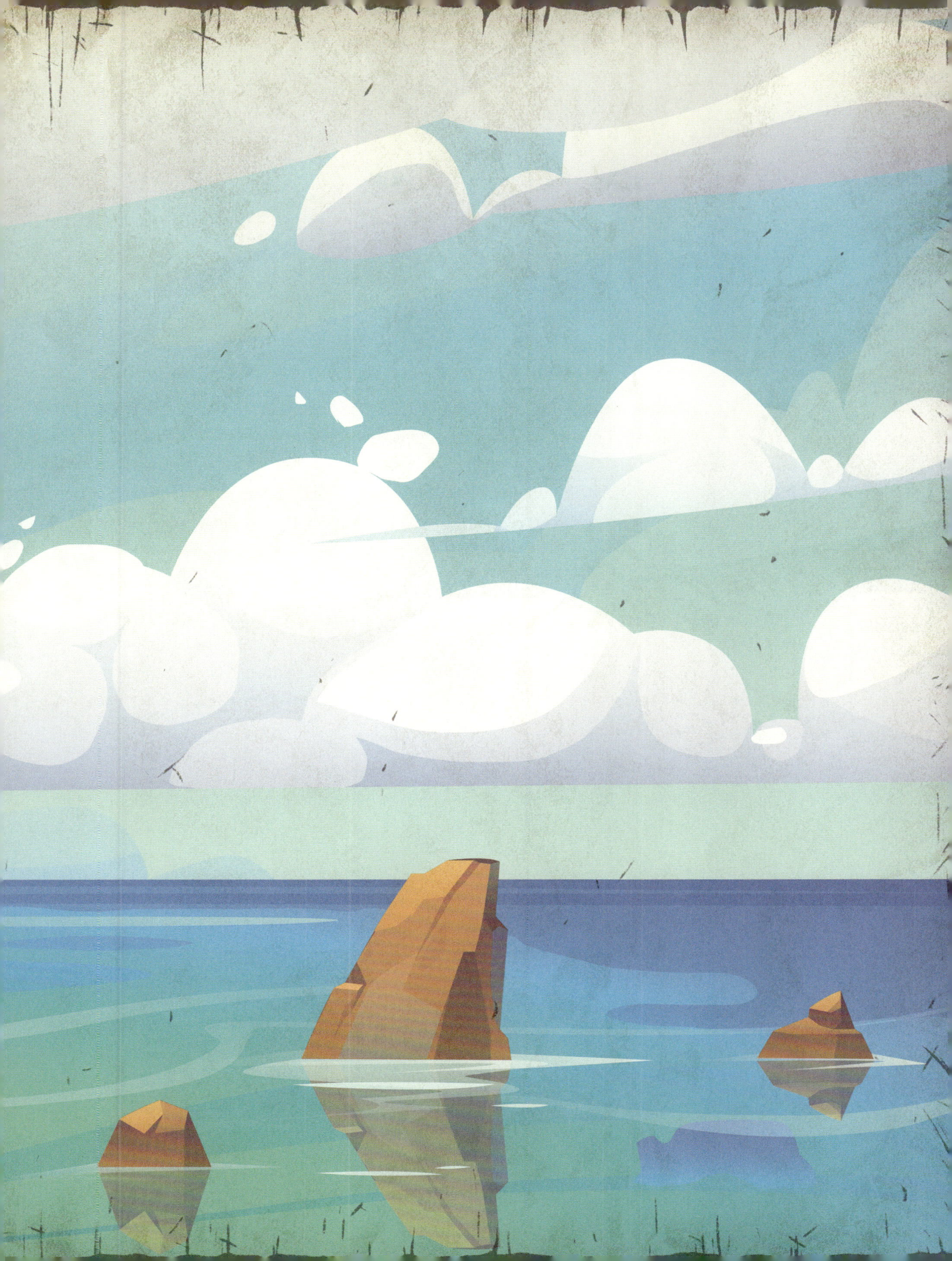

Einführungstest

Meeresungeheuer, große Schätze, Ruhm und Ehre. Das ist es, was du dir vorgestellt hast, als du auf dem *Fliegenden Lamm* vor Jahren zum ersten Mal angeheuert hast – als Pirat wohlgemerkt. Aber schnell ist dir aufgegangen, was das Piratenleben ausmacht, nämlich schmutzige Häfen, endlos lange, anstrengende Tage auf See und unausweichliche Misserfolge, die beim Kapern anderer Schiffe passieren. Kein Wunder also, denkst du, dass Rum das Lieblingsgetränk der Piraten wurde und das schon vor sehr, sehr langer Zeit!

Und dieses Teufelszeug ist es auch, dass dich gerade in eine wunderbar aufregende Lage gebracht hat ... nicht? Man könnte sie vielleicht eher als misslich, verzweifelt und, nun, immer noch leicht verschwommen bezeichnen. Kapitän Snöreslecker hat sich mit dir, seinem ersten Maat, volltrunken mit seinem Schiff verfahren und landete seinen Einmaster an einer Insel nahe der Küste von Erteras.

Das Problem ist nur, dass das Schiff wie vom Erdboden verschluckt ist. Als ihr euch auf die Suche nach dem verlorenen Schiff macht – es sollte ja nicht zu verfehlen sein –, findet ihr nur noch viele kleine Fußabdrücke im Sand und das kleine, alte, einsitzige Beiboot. Snöreslecker jammert: „Oh nein, oh nein, ach, du dickbäuchiger Dorsch. Was haben wir getan!"

Als er sich dazu auch noch die Haare rauft und flucht, fragst du ihn, wovon zum Henker er spricht. Natürlich ist das eigene Schiff der ganze Stolz eines Piraten – und Snöreslecker war besonders stolz auf das *Fliegende Lamm* –, aber immerhin konnten sie Hilfe holen und sich dann auf die Suche nach dem Einmaster machen, wenn sie erst einmal wieder in Erteras waren. Ein richtiges Abenteuer wäre das!

Der Käpt'n unterbricht deinen Gedankengang: „Na, von den Chinchillas. Diese Nager, die auf der Insel ausgesetzt wurden! Weißt du denn verdammich noch mal nich, wo wir hier gelandet sind? Auf der Insel des Gewinsel!"

„Insel des Gewinsel", fragst du erstaunt, „fehlt da nicht ein ‚S'?"

Mit einem Blick auf Snöresleckers Gesichtsausdruck murmelst du nur noch in deinen nicht vorhandenen Bart: „Genitiv und so...".

Snöreslecker tut einfach so, als ob er deinen Kommentar nicht gehört hat. Also ist es wohl ‚Insel des Gewinsel', denkst du dir schulterzuckend.

Du musst wohl trotzdem, wegen seiner kryptischen Aussage über Chinchillas und Inseln, ziemlich überfragt dreinschauen, denn er seufzt schwer und lässt sich in den Sand sinken. Sein Holzbein schraubt er ab und legt es beiseite. Während er seinen Stumpf massiert, zieht er eine weitere Flasche Rum hervor, die er offenbar noch von letzter Nacht übrig hatte. Als du missbilligend den Kopf schüttelst, denn der Rum hat euch erst hierhergebracht, zuckt er nur mit den Schultern.

„Arrgh, suche nach Feuerholz und mache ein Feuer, bevor du dich dazusetzt. Aiight! Vergiss nicht, dass ich der Käpt'n bin. Ich erzähle dir, was damals geschah."

Gehorsam machst du dich auf die Suche.

Als du dich ins dichte Unterholz aufmachst, bemerkst du recht schnell, dass der Wald, der sich am Strand entlang erstreckt, offensichtlich bewohnt ist. Geraschel und herabregnende Blätter lassen dich misstrauisch nach oben schauen, als du weitergehst.

Ohne nach vorne zu sehen, rennst du mit voller Geschwindigkeit gegen einen Baum, der auf einmal vor dir aufgetaucht ist. Verwirrt drehst du dich einmal im Kreis und fällst dann um. Dunkel ist dir bewusst, dass du auf dem Boden liegst. Als du die Augen aufschlägst, ist allerdings unter dir nicht mehr der weiche Waldboden, sondern harte Holzdielen.

Ungläubig schaust du dich um. Sollte der Schiffbruch etwa nur ein Traum gewesen sein? Vorsichtig stehst du auf und bemerkst drei Türen an der Wand. Aus einer von ihnen tritt ein kleiner grüner Kobold, dessen Goldzähne aufblitzen, als er dir ins Ohr brüllt: „Na? Auch mal aufgewacht?"

Mit einem verrückten Kichern wandert er um dich herum, während er dich abfällig mustert. „Ja, ja, das könnte was werden, ich sehe ... Potenzial!"

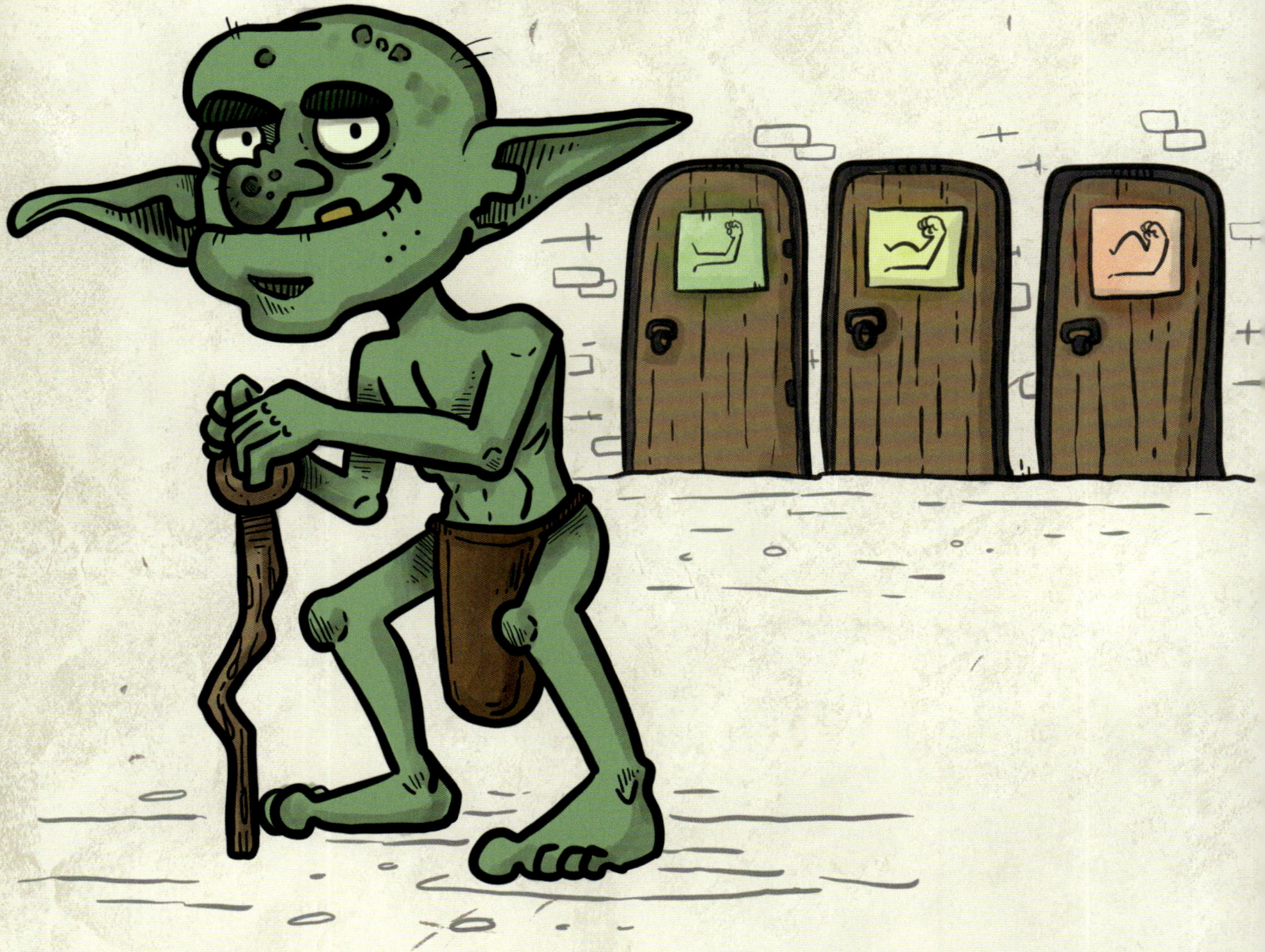

Immer noch schaust du ihn verwirrt an. Breitbeinig steht der Kobold vor dir und stützt sein Gewicht auf einen knorrigen Holzstab.

„Weißt du das etwa noch nicht? Du kannst ein Held werden! Und alle, die die Chance haben, Helden zu werden, kommen erst einmal zu mir. Bei dir ... ja, das muss ich zugeben, das war ein bisschen schwierig, ein Traum sollte dem aber Genüge tun!"

Held? Das Wort schwirrt dir durch den Kopf. Dafür hast du dich aber nicht angemeldet, als du auf dem *Fliegenden Lamm* angeheuert hast, aber trotzdem ... Held hört sich genau nach dem an, was du dir vom Piratenleben erhofft hast: Ruhm und Ehre! Begeistert nickst du.

Der Kobold klopft mit dem Stab auf den Boden und meint: „Gut, dann wollen wir doch mal sehen, ob du eine gute Kämpfernatur bist, oder eher ein Lauch, oder aber na ja, das ist selten, eine legendäre Kämpfernatur. Aber so einen richtigen Herkules hatten wir hier schon lange nicht mehr. Aber was rede ich hier? Lasse uns mit dem Test anfangen!"

Eifrig betätigt der Kobold einen Hebel an der Wand, der dir jetzt erst auffällt, und plötzlich bewegt sich die Decke nach unten. Im ersten Moment denkst du, dass du dir das Ganze einbildest, aber der Kobold ist aus dem Raum verschwunden und dein Kopf stößt schon beinahe an die Decke. Schnell lässt du dich auf den Boden fallen und hoffst, dass du die Decke bis zum Ende der Prüfung aufhalten kannst, bevor sie dich zerquetscht!

Plank

Du stützt deinen Körper auf deine Unterarme und deine Fußballen. Du stellst deine Füße etwa schulterbreit auf. Während der Übung spannst du deinen gesamten Körper an, besonders Rücken, Bauch und Po.

Halte die Position, so lange wie möglich, maximal aber 120 Sekunden.

Punkteskala

0-40 Sekunden	5 Punkte
41-80 Sekunden	10 Punkte
81-120 Sekunden	15 Punkte

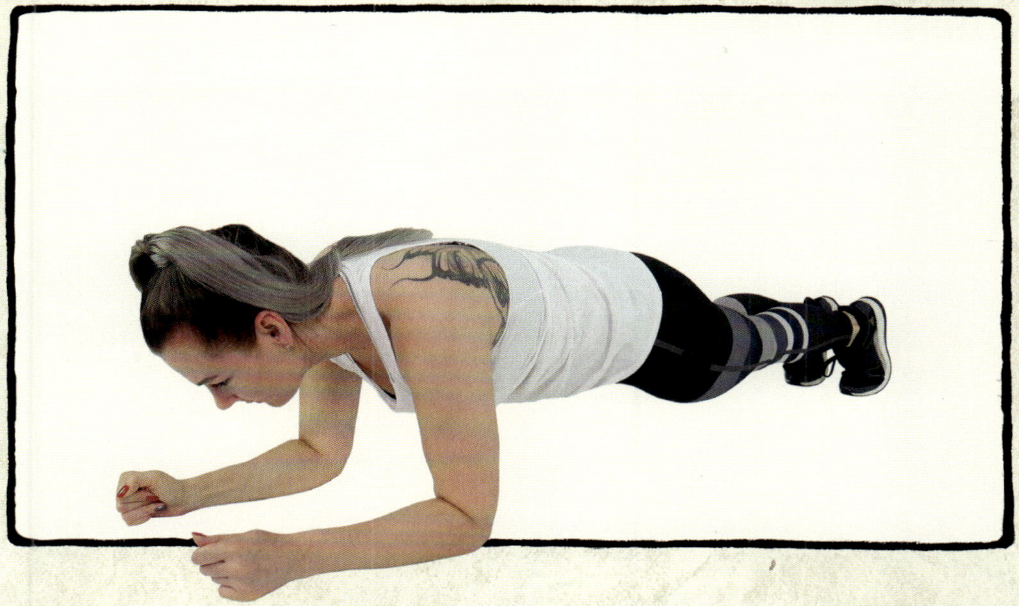

Als ein Gong ertönt und das Gewicht der Decke von deinen Schultern verschwindet, kannst du nur noch erleichtert schnaufend auf dem Boden liegen. Doch schon kommt der Kobold, zieht dich hoch und betätigt begeistert den nächsten Hebel.

Schnell merkst du, dass die Landratte sich wieder in Sicherheit gebracht hat, dieses Mal vor Vögeln, die den gesamten Raum ausfüllen. Du versuchst, sie möglichst von deinem Körper fernzuhalten, und stellst fest, dass das am besten durch kontinuierliche Bewegung funktioniert. Stöhnend machst du dich an die Arbeit.

Jumping Jack

Du stellst deine Füße etwa schulterbreit auseinander. Du springst nach oben und stellst deine Füße dabei weit auseinander. Deine Arme lässt du dabei nach oben schwingen. Als Nächstes springst du wieder in die Ausgangsposition und lässt deine Arme fallen.

Wiederhole die Übung so oft wie möglich in zwei Minuten.

Punkteskala

0–40 Jumping Jacks	5 Punkte
41–80 Jumping Jacks	10 Punkte
81–120 Jumping Jacks	15 Punkte

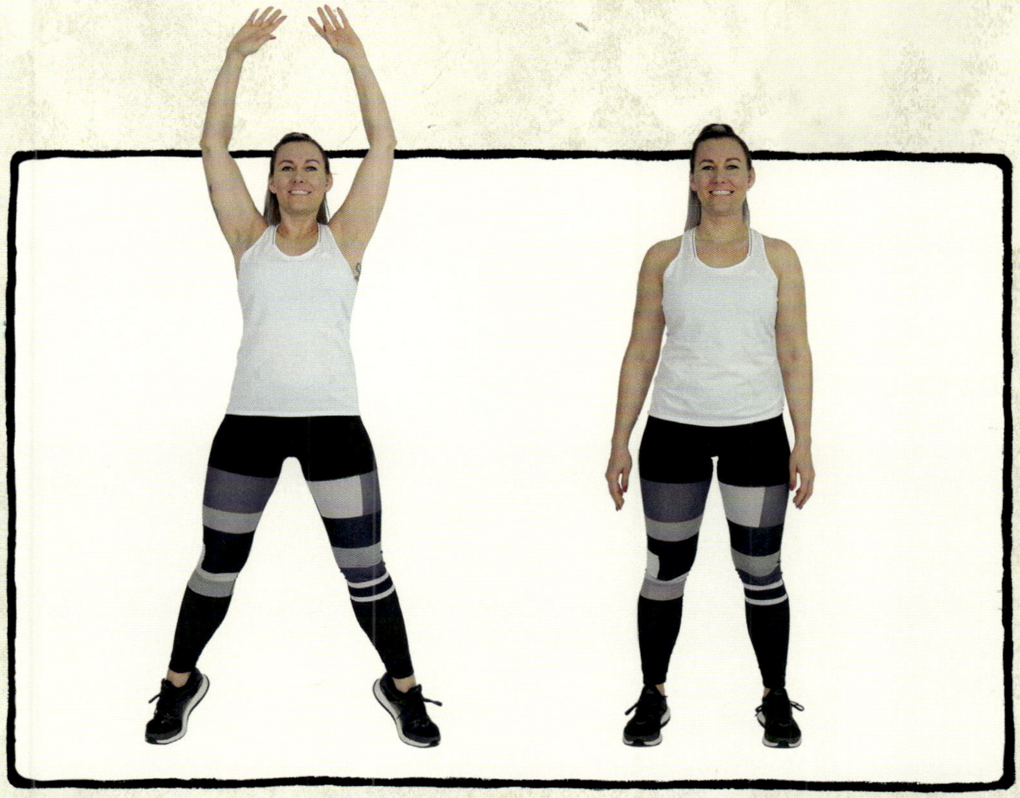

Mit einem weiteren Gong verschwinden die Vögel wieder und du bleibst prustend zurück. Du bist dir ziemlich sicher, dass nicht nur eine Feder ihren Weg in dein Hemd gefunden hat.

Nach einem komischen Blick des Kobolds, der wieder in dem Raum aufgetaucht ist, ziehst du deine Hände wieder unter deinen Klamotten hervor und stellst dich auf eine kratzige nächste Übung ein. Und in der Tat zieht der Kobold am nächsten Hebel, der eine vierte Tür öffnet.

Irritiert schaust du auf das winzige Wesen, was dir entgegenläuft. Nur mit Mühe unterdrückst du den Drang, zu lachen. Die Kreatur erinnert entfernt an ein Lama, nur viel kleiner und auf zwei Beinen. Um seine Schultern ist ein viel zu langer Umhang gelegt. Als das Wesen vor dir steht, kannst du nicht anders und lachst, ob der Absurdität des Ganzen.

Doch das Lachen vergeht dir sehr schnell, als das Karatlama dir mit voller Kraft gegen das Schienbein tritt. Aufjaulend machst du einen Schritt nach hinten, nur um auf den Rücken zu fallen, weil dir das Lama ein Bein gestellt hat. Auf dem Boden versuchst du, wieder aufzustehen, doch das Kampfsport beherrschende Karatlama hat sich auf deine Füße gestellt und ist eindeutig schwerer, als es aussieht.

Als du dich hochdrückst, spuckt es dich an. Du kannst gerade noch so ausweichen, indem du dich wieder nach hinten fallen lässt, doch als du mit den Händen wieder versuchst, hochzukommen, um das spuckende Wesen wegzuschieben, versucht es wieder, dich mit seinen Körperflüssigkeiten zu bedecken.

Boxer Crunches

Du legst dich auf den Rücken und hebst deinen Oberkörper etwas an. Du winkelst deine Beine an, sie verlassen während der übung nicht den Boden. Bewege dich nun mit deinem Oberkörper zu deinen Knien nach oben. Deine Hände hältst du zu Fäusten geballt vor deine Brust. Schlage mit jedem Aufwärtsgehen abwechselnd mit den Händen nach vorn.

Wiederhole die übung so oft wie möglich in zwei Minuten.

Punkteskala

Zählen: Pro Situp einmal zählen.

0–15 Boxer Crunches	5 Punkte
16–30 Boxer Crunch	10 Punkte
31–50 Boxer Crunches	15 Punkte

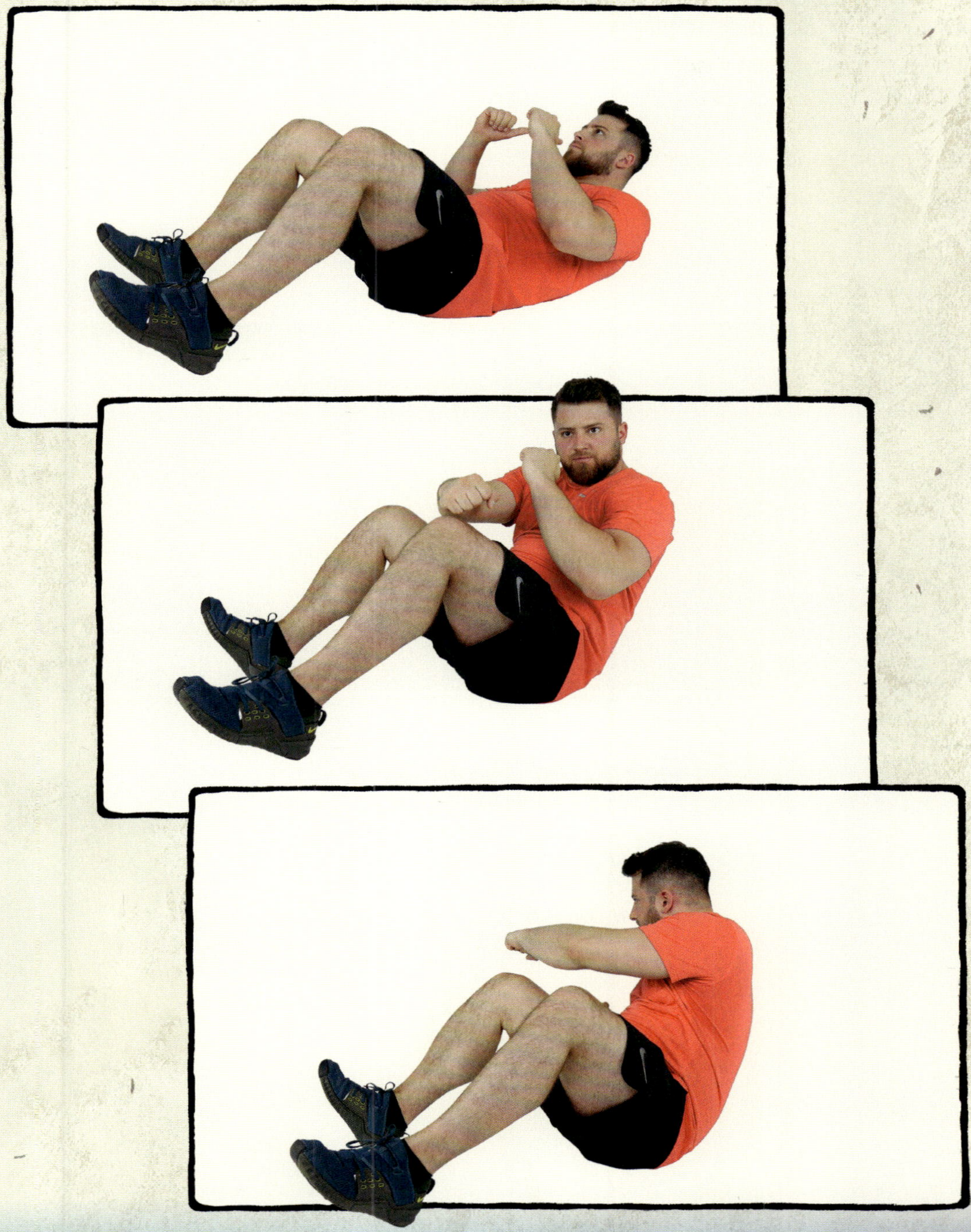

Als du dich dem Karatlama endlich erwehren kannst und aufstehst, klingt auch schon der Gong und der Kobold kommt wieder herein.

„Nun ist es wohl Zeit, dass du durch eine Tür schreitest“, weise nickt er, während du dir ein wenig Speichel aus dem Gesicht wischst. Ausladend deutet er auf die drei Türen vor dir. Stolz durchschreitest du die Tür, die für dich aufgeht.

Punkteskala

Lauch — 0–20 Punkte
(Führe die Workouts so aus, wie sie im Buch stehen.)

Gute Kämpfernatur — 25–35 Punkte
(Führe die Workouts doppelt aus, mit kurzer Pause dazwischen.)

Herkules — 40–45 Punkte
(Führe die Workouts dreifach aus, mit kurzer Pause dazwischen.)

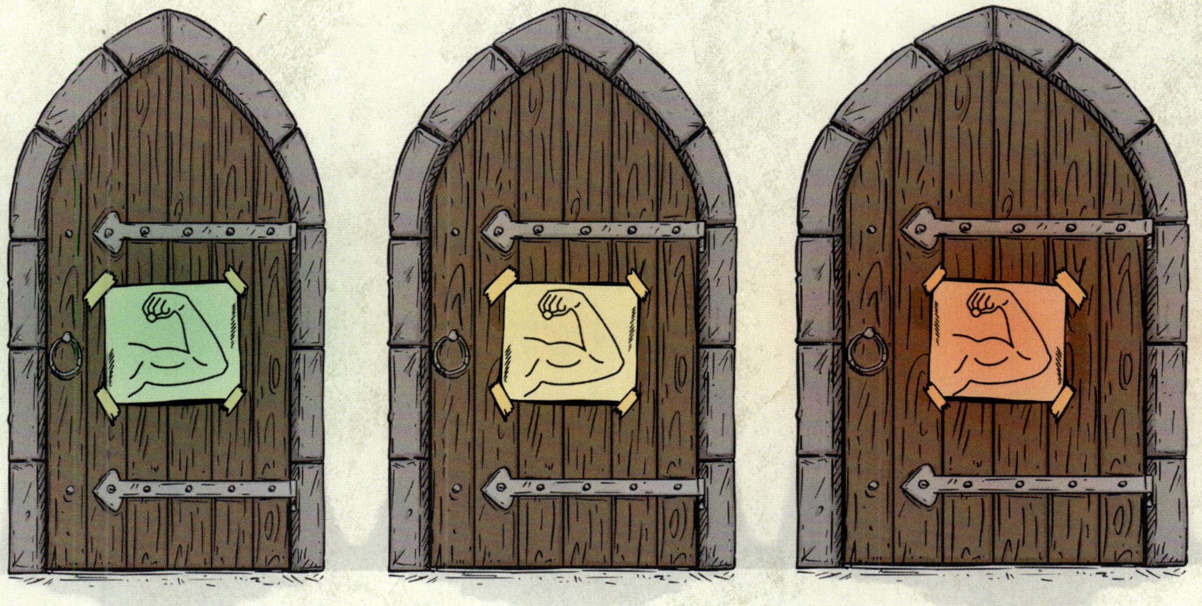

2

Eine Plage namens Chinchillas

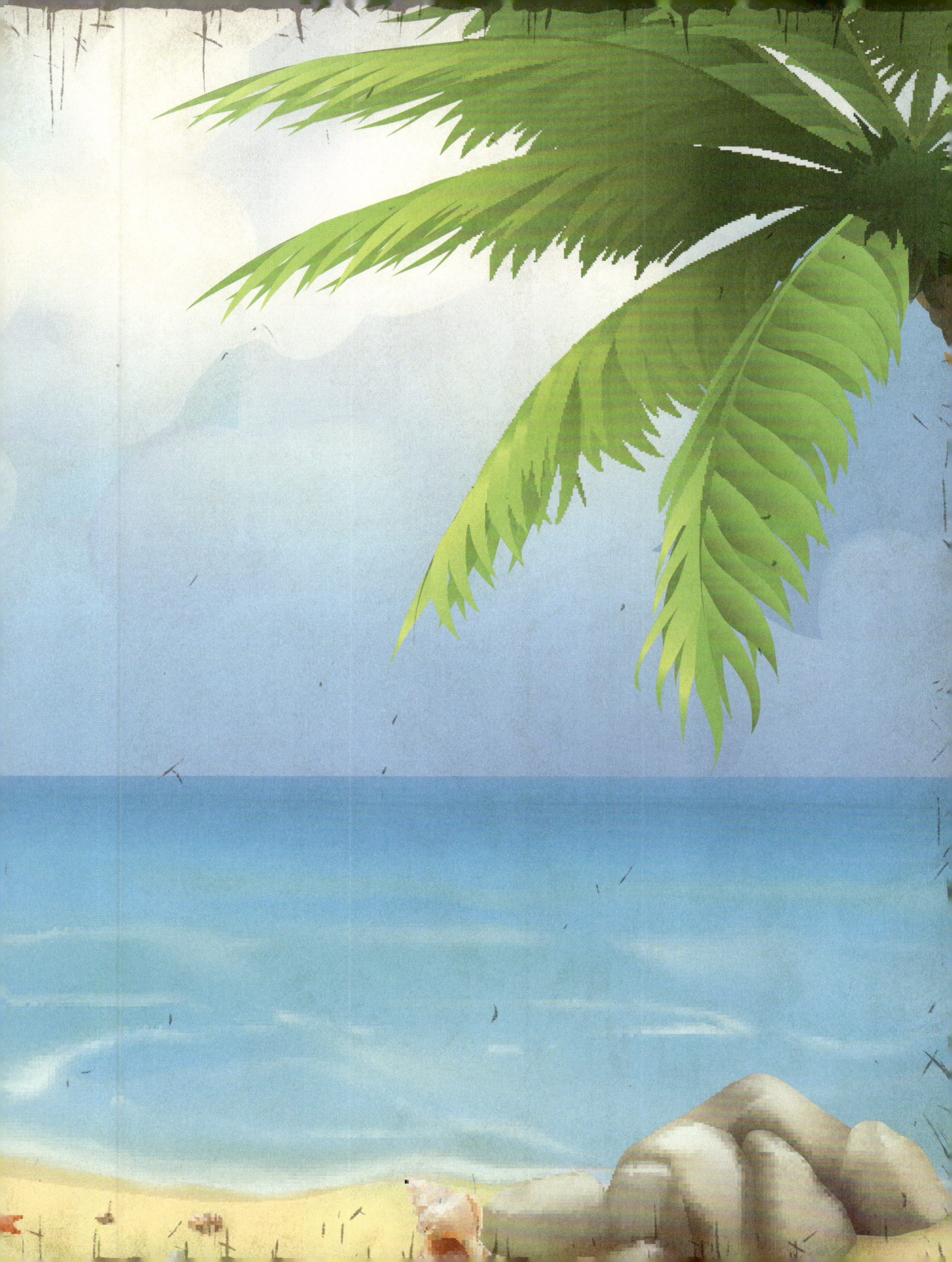

Eine Plage namens Chinchillas

Strahlendes Sonnenlicht blendet dich und die Geräuschkulisse und Gerüche sagen dir sofort, dass du dich wieder im Dschungel befindest. Kurz überlegst du, ob der Kobold und die Prüfungen nur ein seltsamer Traum waren, doch als du aufstehst, spürst du an deinen Muskeln, dass dem wohl nicht so ist. In der Entfernung hörst du wieder das seltsame Fiepen, dessen Ursprung du nicht zuordnen kannst.

Dich wieder auf die Aufgabe fokussierend, Feuerholz zu finden, bahnst du dir einen Weg durch das Unterholz.

Auf einmal schwingt dir von vorne eine Liane entgegen und an dieser Liane hängt ... ein Affe? Im letzten Moment gehst du in die Knie und kannst dem kleinen Affen ausweichen, der genauso erschrocken scheint wie du. Du beruhigst dich wieder einigermaßen, doch da schwingt der kleine Unruhestifter zurück und wieder weichst du ihm nur mit Mühe aus, die Arme nach vorne gestreckt, um die Balance zu halten.

Squats

Du stellst deine Füße etwas mehr als hüftbreit auseinander und drehst deine Zehen leicht nach außen. Deine Arme streckst du nach vorne. Gehe in die Knie, bis dein Po auf Kniehöhe oder tiefer ist. Du drückst dich wieder nach oben. Deine Füße bleiben bei dieser Übung die ganze Zeit auf dem Boden.

Workout

30 Squats

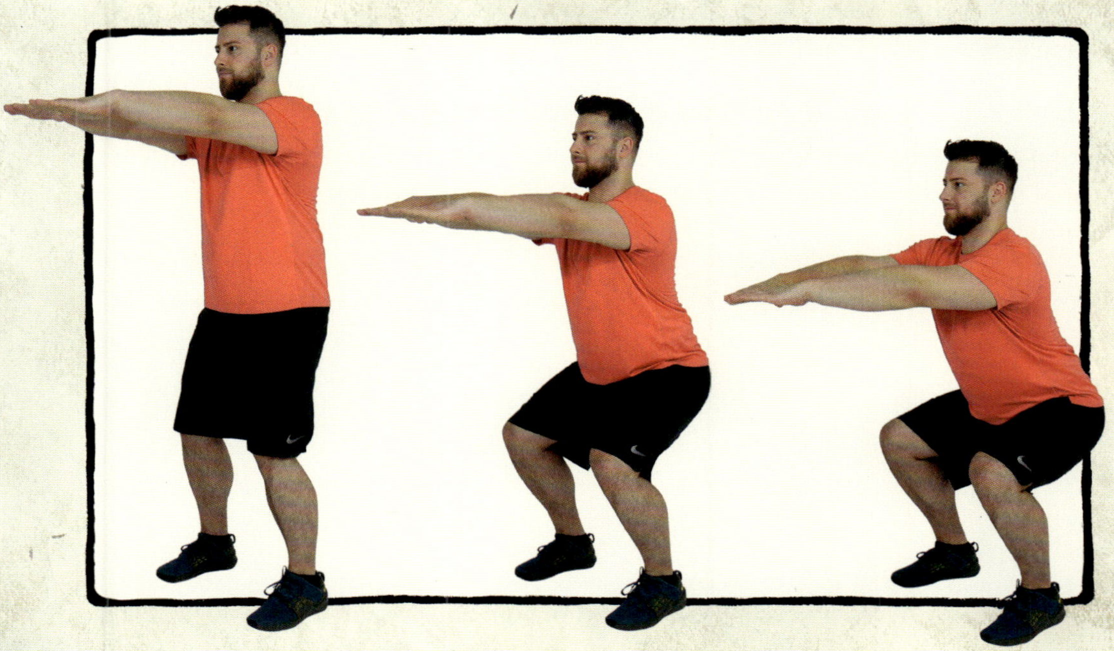

Als die Liane endlich zur Ruhe gekommen ist, klettert der kleine Affe auf deine Schulter und lässt sich auch nicht abschütteln, als du weitergehst. Stattdessen kreischt er dir jedes Mal ins Ohr, wenn du auch nur Anstalten machst, ihn loszuwerden. Mit hochgezogenen Schultern kämpfst du dir einen Pfad frei, deinen neuen Weggefährten ab und zu ansehend.

Das Fell des kleinen Affen ist erstaunlicherweise wie ein hellgelber Anzug gemustert.

Die gelbe Farbe zieht sich bis zu seinem Schwanz hinunter und hinauf zu seinem Köpfchen, wo ein schmaler Streifen schwarzes Fell den Eindruck eines Anzugs nur verstärkt, bis der Kopf wieder in einem freundlichen Gelb leuchtet. Um seinen Hals ist eine kleine schwarze Fliege geschlungen. Nur noch ein kleiner Zylinder fehlt, der das Bild eines kleinen Aristokraten komplettiert hätte.

Du irrst weiter umher, immer Ausschau haltend nach Feuerholz, kleinen Stöcken oder anderem, womit ihr zündeln könntet. Aber immer liegt nur Laub auf dem Boden oder derart verästelte Zweige, dass du sie kaum gebrauchen kannst. Ein Mal bleibst du stehen und hebst mutlos eine Handvoll Blätter auf und schaust sie an, als ob sie dir sagen könnten, ob sie für ein Feuer taugten. Aber gleich darauf schüttelst du den Kopf und gehst weiter. Das Laub hier ist viel zu nass, um es zum Brennen zu kriegen! Nach einiger Zeit findest du einen geeigneten Baum, der wahrscheinlich im letzten Sturm ordentlich Äste verloren hat, und beugst dich hinunter, um Stöcke aufzuheben.

Dabei fällt dir auf, dass der Baum vor dir schon ganz morsch ist und du dich wahrscheinlich nur ein paar Mal dagegen lehnen müsstest, um ihn zu Fall zu bringen. Schnell überlegst du: Ein ganzer Baum wäre mehr als genug Holz für ein Feuer.

Dich überkommt das dumpfe Gefühl, dass du das nicht ganz durchdacht hast, aber mit einem Blick den Stamm hinauf ist dieses Gefühl wieder verschwunden. Eindeutig genug Holz! Selbstzufrieden beginnst du, dich gegen den Baum zu lehnen und dich immer wieder dagegen zu drücken.

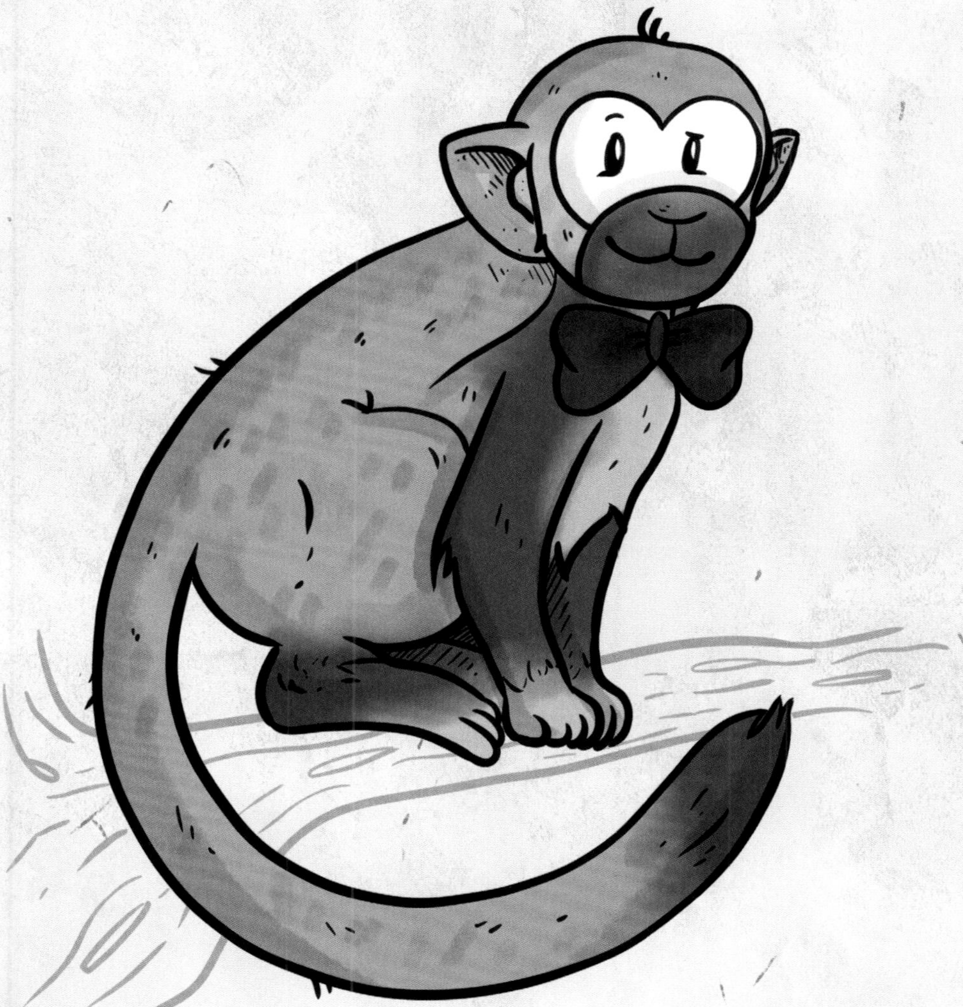

Liegestütz gegen die Wand

Du stützt deine Hände etwas weiter als schulterbreit an die Wand. Deine Hände sind leicht eingedreht. Du stehst etwa so weit wie die Hälfte deines Körpers von der Wand weg. Nun beugst du deine Arme, bis zwischen deinem Ober- und Unterarm ein 90°-Winkel erreicht ist und lässt dabei deinen Körper angespannt und gerade. Dann streckst du die Arme wieder.

Workout

20 Liegestütze

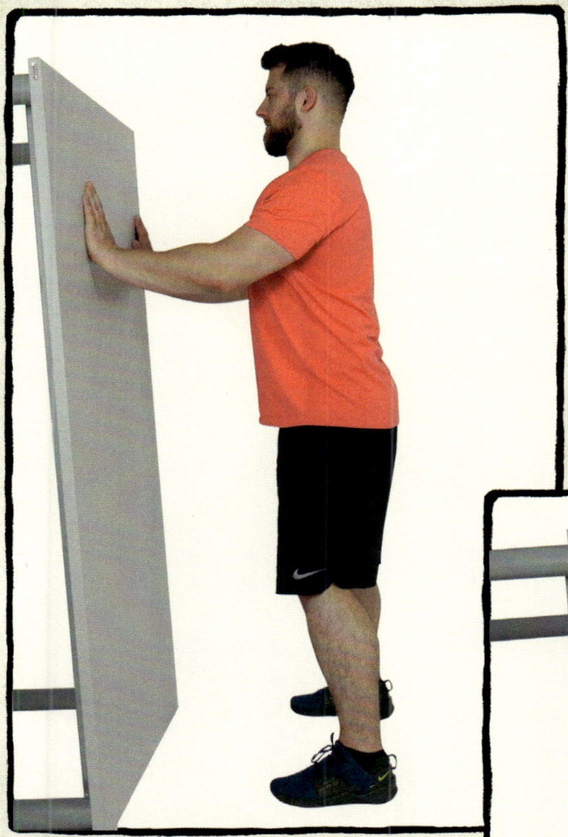

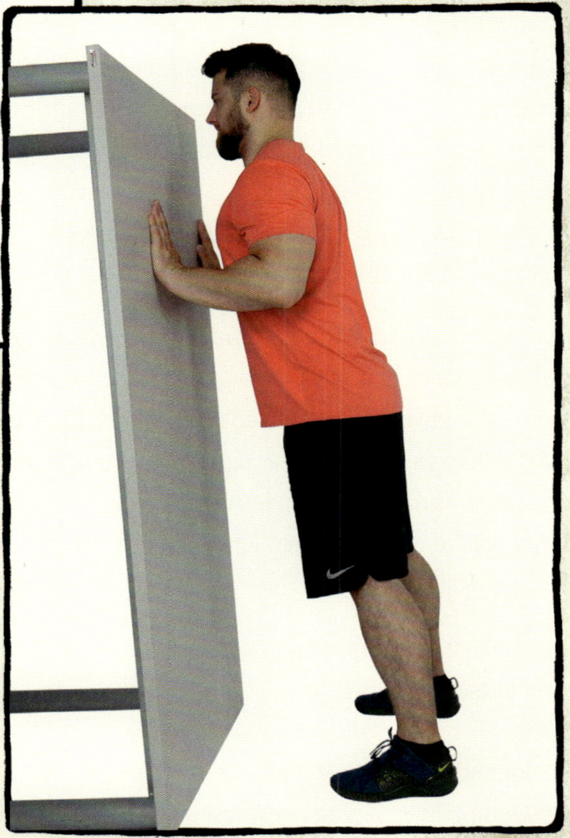

Nach einiger Zeit, in der du mit dieser schweißtreibenden Aufgabe beschäftigt bist, zittert die Baumkrone auf einmal und dein Gefährte schaut dich vorwurfsvoll an. Unendlich langsam neigt sich die Spitze und der Baum fällt mit großem Getöse von dir weg. Als du den dicken Baumstamm vor dir siehst, schluckst du und bemerkst den Fehler in der Kalkulation. Wie nur sollst du den Baum zum Käpt'n bekommen?!

Ratlos stehst du einige Momente da, bevor du dich deinem Schicksal ergibst und, auf den Knien kriechend, Stöcke vom Boden aufklaubst. Als du schnaubende Geräusche hörst, schnellt dein Kopf hoch, doch du siehst nur den kleinen Affen, der dich beobachtet. Du wunderst dich kurz, woher das Geräusch gekommen sein mag, denn Affen können doch wohl nicht lachen?

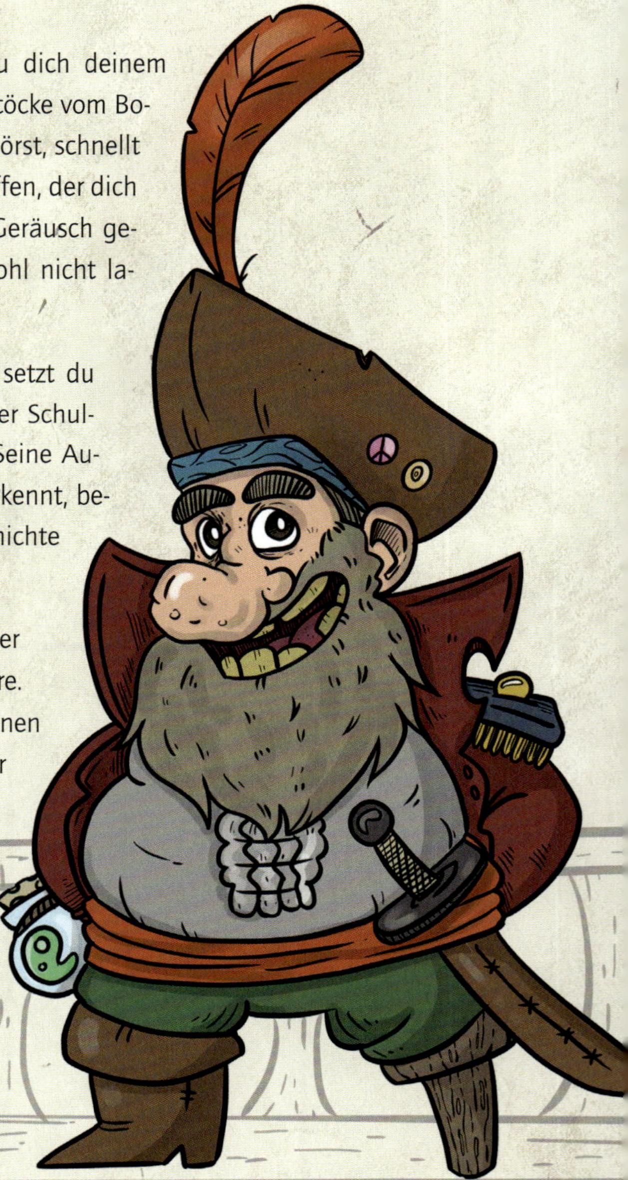

Nachdem das Feuer am Strand endlich brennt, setzt du dich, deinen kleinen Begleiter immer noch auf der Schulter, im Schneidersitz deinem Käpt'n gegenüber. Seine Augen sind ganz schläfrig, doch als er dich wiedererkennt, beginnt er, wach und mit großen Augen eine Geschichte zu erzählen, die du so nie gehört hast.

Sobald das erste Wort das faulige Gehege seiner Zähne verlässt, ändert sich die gesamte Atmosphäre. Selbst der kleine Affe schmiegt sich näher an deinen Hals. Allein wegen Snöresleckers Erzählung seid ihr nicht mehr am Strand, sondern wandert in Gedanken durch die nächtlichen Gassen von Stillheim.

Nur spärliches Licht dringt auf das Kopfsteinpflaster und beleuchtet die verbarrikadierten Fenster. Wenn ihr an einer Tür vorbeikommt, hört ihr, wie im Inneren alles verstummt. Es ist, als ob die Angst das ganze Leben aus der Stadt gesaugt hat. Selbst die kleinsten Kinder werden zum Schweigen gebracht, wenn ihr ein Haus passiert. Kein einziger Laut dringt zu euch auf die Straßen.

Und dann seht ihr es. Nur im Schatten. In der Ferne. Dunkle Gestalten, die sich die Nacht zum Heim gemacht haben. Schnell huschen sie von Haus zu Haus. Von dem Fass neben euch hört ihr auf einmal Knabbergeräusche. Als ihr euch umdreht, steht dort kein Fass mehr, nur die stinkende Brühe, die wohl einmal darin gewesen war, schwappt an eure Stiefel.

„Chinchillas", dringt die tiefe Stimme eures Käpt'ns an euer Ohr, „alles haben sie den Menschen genommen, aiight! Vorräte, Vieh, sogar Werkzeug, Stahl! Es wurde sogar gemunkelt, dass hilflose Babys verschwanden. Gefressen", Snöreslecker scheint mehr und mehr in seinen eigenen Gedanken versunken. „Alles. Einfach weg. Stell' dir das vor! Chinchillas ... überall ... Und keine normalen Chinchillas! Nich diese flauschigen Fellbälle, nein, bestimmt so groß wie ein fünfjähriges Kind ..."

Du reißt die Augen auf und schaust deinen Käpt'n erschrocken an.

„Und das ist noch nicht alles ...", kurz rülpst er und fährt dann schließlich fort, „diese Dinger sind zu verdammten Monstern mutiert. Ham sogar schwimmen gelernt und ham sich so lautlos bewegt, dass man sie auch das stille Verderben nannte!" Wachsam drehst du dich um und schüttelst dann aber den Kopf, die Chinchillas sind entkommen.

„Und dann", du fährst herum. Dir gegenüber sitzt zum Glück nicht plötzlich ein Chinchilla, sondern immer noch der Käpt'n, der sich nachdenklich am Kopf kratzt und noch einen Schluck aus der Pulle Rum nimmt. „Dann kam Sir Rühmlich, 'n verdammter Held, wenn du mich fragst. Prima Seefahrer und noch besserer Käpt'n und hat einen Plan ausgeheckt, die Viecher hier auf der Insel auszusetzen, aii!"

Mit atemloser Stimme fragst du, ob es ihm gelungen ist, sie zu vertreiben. Snöreslecker starrt dich einen Moment an, als wärst du unter die Chinchillas gegangen, und fährt dann fort, die Geschichte zu erzählen, ohne auf deine Frage zu antworten:

„Na, jedenfalls hat er die Chinchillas mit der Hilfe seiner Männer in den Bauch seines Schiffs getrieben und hierher gefahren, aii. Ist nie zurückgekommen und diese bösen Viecher auch nicht! Aber immerhin war die Insel ja auch verflucht! Der Magier Borodab hat hier wohl seine

Experimente durchgeführt -, frag' mich nicht, welche, das willst du gar nicht wissen, vielleicht ja auch an den Chinchillas ... War damals 'ne Schande um Rühmlich, so viel vergeudetes Talent. Unter Rühmlich wär ich wohl auch gern mal gefahren ... Hätte vielleicht sogar das Räubern sein lassen ..."

Mit verträumtem Blick in den Augen verstummt Snöreslecker nach dieser Offenbarung, die man ihm wohl nie zugetraut hätte. Kurz überlegst du, ob die Chinchillas wohl von selbst mutiert sind oder ob Borodabs Magie im Spiel war. Es spielt keine Rolle, was es war, du beschließt, dass weder den Chinchillas noch dem Magier Borodab über den Weg zu trauen ist.

Und jetzt sind die Chinchillas frei und wieder losgelassen auf Erteras, schießt es dir durch den Kopf. Und das alles ist eure Schuld. Schließlich sind sie mit eurem Schiff abgehauen. Bei Betrachtung der Spuren im Sand musst du wohl sehr nachdenklich ausgesehen haben, denn Snöreslecker beginnt, laut zu überlegen.

„Was meint ihr, warum sind die Chinchillas auf das Schiff gegangen?"

Ihr überlegt für die nächste Zeit gemeinsam. War es vielleicht Rache, die sie dazu trieb, nach Erteras zurückzukehren? Aber Chinchillas und Rache? Und andererseits war der Schuldige an ihrem Exil hier auf der Insel zurückgeblieben ...Der verfluchten Insel, mit wer weiß was für magischen Experimenten. Warum also sollten sie dann zurückkehren? Hatten sie etwa ... Angst? Aber, wenn ja, wovor? Was war Schreckliches hier auf der Insel, das die furchteinflößenden Chinchillas die Flucht ergreifen ließ? Die Experimente? Ihr redet euch zusammen in Rage und als ihr beide verstummt, hört sich jede Welle, die an den Strand schlägt, an, wie das Grollen eines Dämons und jedes Rascheln der Bäume wie der kaum verborgene, rasselnde Atem eines Ungeheuers. Nebeneinander sitzt ihr an dem Feuer, von dem ihr keine Absicht habt, es diese Nacht ausgehen zu lassen, und selbst du greifst nun zu, als Snöreslecker dir die Flasche mit Rum hinhält. Stumm trinkt ihr nebeneinander her. Eine stille Übereinkunft hängt in der Luft. Ihr müsst von der Insel hinunter und das so schnell wie möglich!

Erst spät fallt ihr in einen unruhigen Schlaf, der angefüllt ist mit affenartigen Dämonen, die Lianen nach dir werfen und Chinchillas, die deine Schuhe anknabbern.

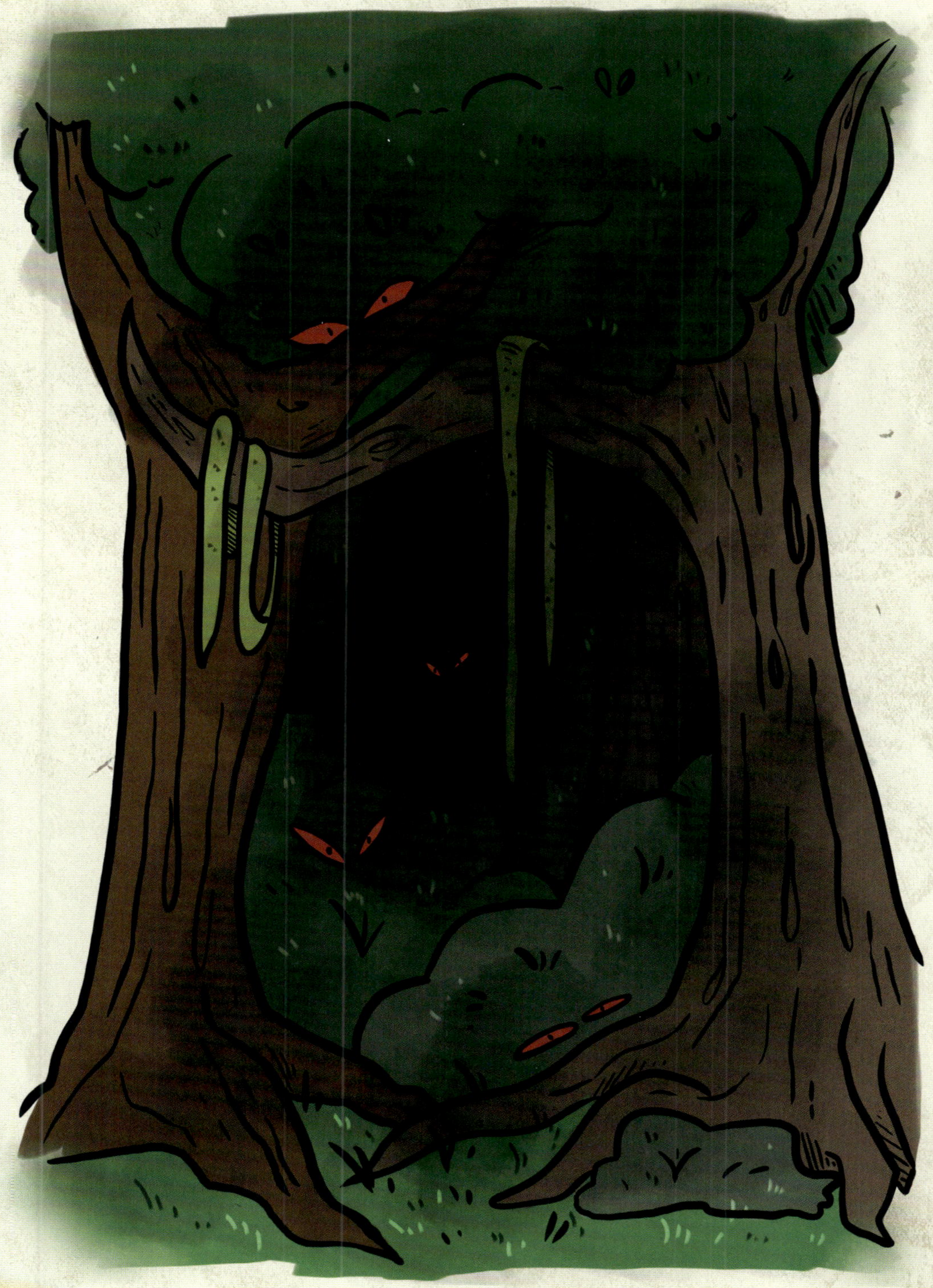

3

Stirb an einem anderen Tag!

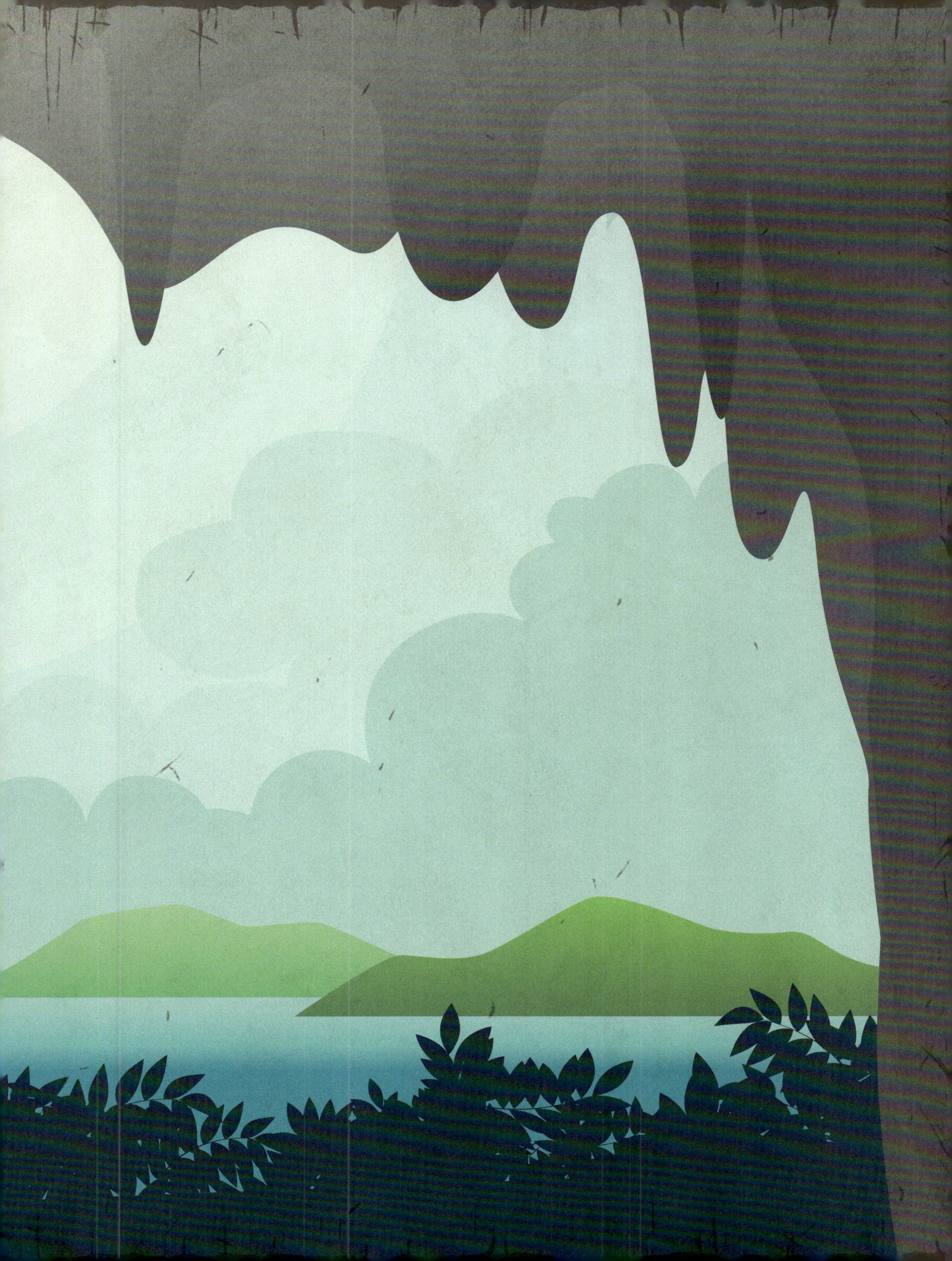

Stirb an einem anderen Tag!

Blättergeraschel und Meeresrauschen dringt an deine Ohren, als du dich schlaftrunken umdrehst. Kleine Zähne bohren sich in deine Schulter. Jaulend und noch im Halbschlaf schießt du hoch. „Chinchillas!", ist dein erster panischer Gedanke, doch dann fällt dein Blick auf den Affen, der dir seit gestern folgt. Anscheinend hast du dich auf ihn draufgerollt, doch dein kleiner Kumpan ist schon wieder munter dabei, sein Fell zu putzen.

Deine Schulter reibend, verdrehst du die Augen und schaust dich dann nach Snöreslecker um. Anscheinend ist er schon aufgestanden, denn an seinem Schlafplatz ist nur noch eine Kuhle zu sehen. Du entschließt dich, in der Zeit, bis er wiederkommt, den Strand zu erkunden und nach dem Beiboot zu schauen.

Auf dem Weg zum Wasser fällt dir etwas auf. Nämlich das gähnende Nichts. Und zwar genau dort, wo gestern Abend noch das Beiboot stand! Fluchend drehst du dich zum Wasser und kannst tatsächlich weit draußen die Umrisse eines kleinen Bootes ausmachen. Laut brüllst du deine Frustration in Richtung Wald, verstummst aber schnell wieder, als aus dem Wald ein beinahe genauso lauter Schrei schallt. Wachsam kauert sich der kleine Affe hinter deinen Beinen zusammen. *Jetzt sind es wohl nur noch wir zwei*, meinst du zu dem Affen und kehrst zu den Überresten eures Lagerfeuers zurück.

Nachdenklich beobachtest du, wie das Boot am Horizont immer kleiner wird und bald verschwunden ist. Dein eigener Käpt'n hat dich tatsächlich sitzen lassen. Einfach so! Nachdem ihr gestern noch zusammen getrunken habt und diese Insel doch nur vor Gefahren wimmelt! Du hörst ein tiefes Seufzen und drehst dich irritiert zu dem Affen um, der sich seine Fliege zu richten scheint. Verwirrt schüttelst du den Kopf. Du hast nun Wichtigeres zu tun, nämlich endlich von dieser

Insel herunterzukommen. Kurze Zeit später stehst du wieder im Wald, natürlich gefolgt von einem kleinen, adrett gekleideten Primaten.

Dein Plan klang eigentlich einfach: Ein Floß bauen und dann nichts wie weg, doch jetzt ... All die Bäume sind zu dick, als dass du sie ohne Hilfsmittel fällen könntest und zudem sollte ein Floß doch aus dünnen Stämmen bestehen? Vorsichtig gehst du weiter in den Wald hinein, der nur so brummt vor unbekannten Geräuschen. In der Ferne hörst du ein unheimliches Winseln und du schaust dich beunruhigt nach der Quelle um, doch nichts ist zu entdecken.

Immer tiefer dringst du in den Urwald vor, doch dann bleibst du abrupt stehen. Vor dir öffnet sich ein kaum beschreitbarer Pfad zu einem steinigen Flussufer. Als du ihn entlangschreitest, siehst du, wie die Bäume an den beiden Seiten des Flusses ihre Äste aufeinander zurecken, als ob sie es nicht ertragen könnten, getrennt zu sein. Kleine Felsbrocken bilden einen Weg ans andere Ufer. Die Luft schimmert vor Feuchtigkeit und Libellen surren tief über das Wasser.

Durch den Wasserfall, den du in kurzer Entfernung siehst, bildet sich ein Regenbogen und verleiht der Szenerie einen noch magischeren Anblick. Und siehe da, tatsächlich sind auf der anderen Seite des Flusses junge Bäume, die perfekt wären für ein Floß. Vorsichtig trittst du auf den ersten Stein, um den Fluss zu überqueren und fühlst, wie dein Gleichgewichtssinn schwindet.

Genau in diesem Moment springt der Affe auf deinen Rücken, um sich tragen zu lassen und als dein Fuß abrutscht und auf die Wasseroberfläche trifft, machst du eine ganz und gar nicht magische Entdeckung: Piranhas! Schreiend rettest du dich wieder an Land.

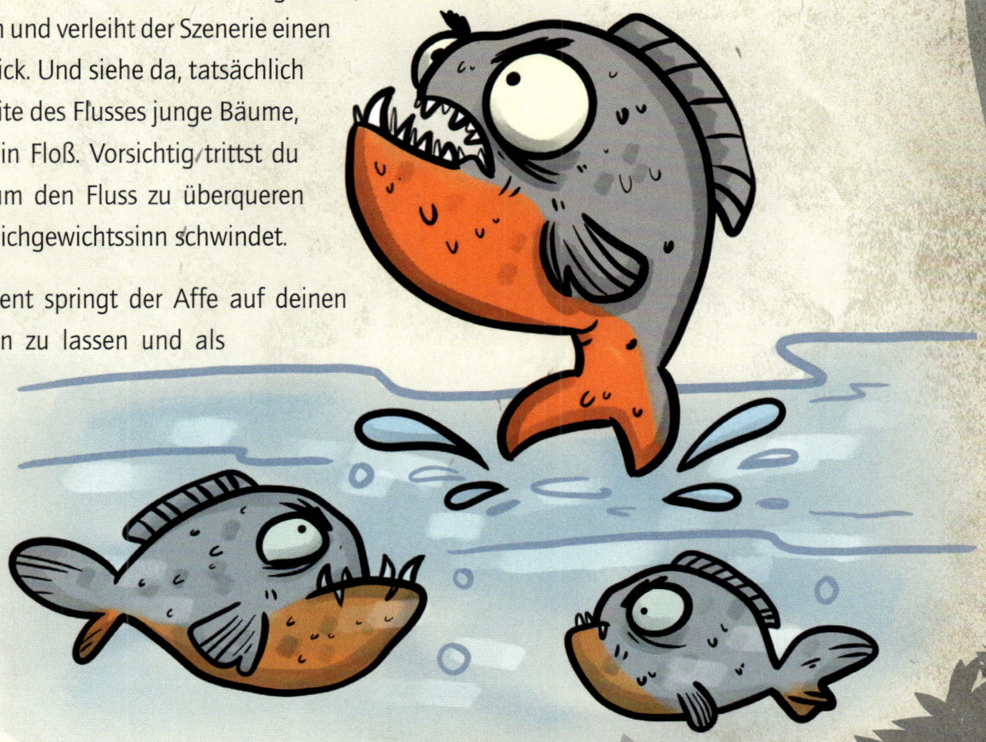

Der nass gewordene Affe blickt dich vorwurfsvoll an und schüttelt sich dann. Skeptisch schaust du auf das wieder ruhig gewordene Wasser. Dann auf die Bäume. Und wieder auf das Wasser.

Kurz überlegst du, den Weg zu dem Wasserfall zu nehmen und dort nach einer besseren Stelle zur Überquerung zu suchen, doch das Wasser dort oben wäre wahrscheinlich zu reißend, als dass du nicht den Wasserfall hinuntergerissen würdest. In Gedanken wägst du ab. Piranhas oder Wasserfall. Piranhas oder Wasserfall.

Piranhas. Du schließt kurz die Augen und machst dich an die erneute Überquerung des Flusses. Als du sicher auf dem ersten Stein stehst, stellst du fest, dass die Entfernung zum nächsten Brocken um einiges weiter ist. Du setzt alles daran, deinen linken Fuß hinüberzubringen und ziehst den rechten dann mühsam nach.

Ausfallschritte

Du machst mit dem linken Bein einen Ausfallschritt nach vorn. Achte darauf, dass dein Rücken gerade bleibt und senke deinen Körper so weit wie möglich ab. Idealerweise sind dein linker Oberschenkel und dein rechter Unterschenkel parallel zum Boden. Du bewegst dich zurück in die Ausgangsposition und machst das Gleiche mit dem anderen Bein.

Workout

20 Ausfallschritte

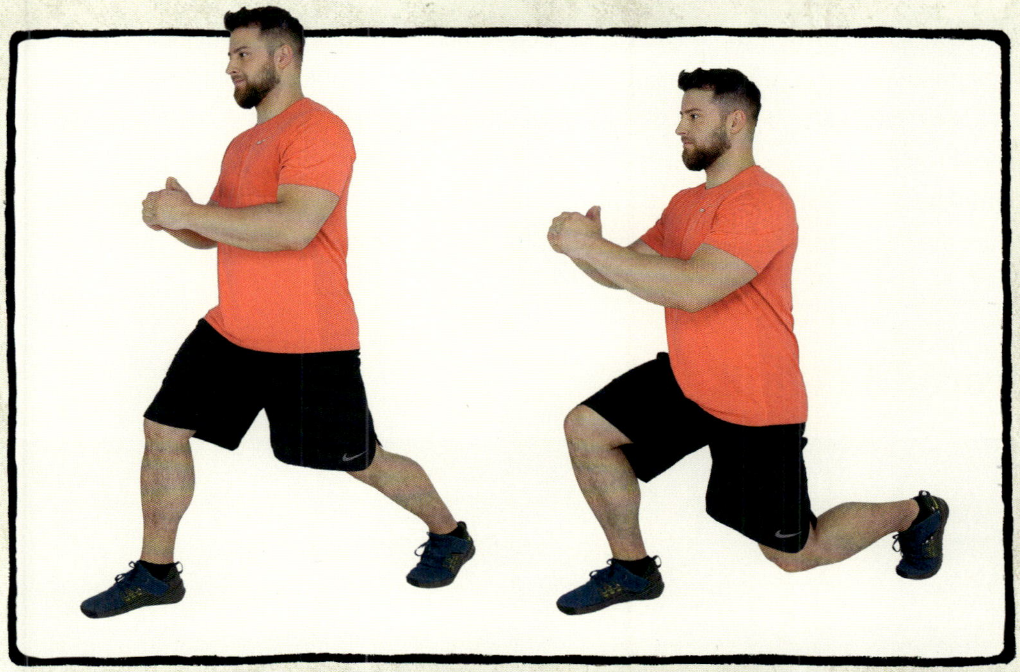

Schweißgebadet von Angst und Anstrengung kommst du auf der anderen Seite an. Du bahnst dir deinen Weg an dem Fluss entlang in Richtung der kleineren Bäume, die du gesehen hast. Kurz vor dem Wasserfall fängst du an, einige der Holzstämme umzutreten und hebst sie unter deinen Arm. Mit schwankendem Schritt bewegst du dich weiter in Richtung Wasserfall, den kleinen Affen auf dem Fuße. Dir ist klar, dass du es auf keinen Fall mit den Stämmen über die nassen Steine kommst, aber vielleicht gibt es ja doch einen Weg über den Wasserfall. Immerhin jedoch irgendwann den Fluss hinauf. Hoffst du zumindest.

Immer weiter folgst du dem Flusslauf, bis deine Füße einen monotonen Rhythmus auf dem dicht bewachsenen Waldboden erzeugen und du dir nicht mehr vorstellen kannst, anzuhalten. Dir dämmert, dass es vielleicht nicht die beste Idee war, schon so früh die Stämme zu sammeln, doch dann zuckst du mit den Schultern, so hast du immerhin bereits das Holz zusammen und musst nicht weitersuchen.

Der kleine Affe ist schon vor Stunden – so fühlt es sich zumindest an – in deiner Schulterbeuge eingeschlafen. Genau wie deine Arme, die immer noch die schmalen Stämme umklammern. Nach weiteren Dutzenden Schritten wacht der Kleine auf und springt zu Boden. Ihr seid beinahe auf Höhe des oberen Flusses angelangt, als der Affe plötzlich abbiegt und mit wilden Geräuschen über die Klippe stürzt. Entsetzt lässt du das Holz fallen und robbst an die Kante heran, die den Pfad, den du gegangen bist, von dem Wasserfall trennt.

Crocodile Walk

Du startest mit den Händen und Füßen etwas weiter als schulterbreit aufgestellt. Dein linkes Bein bewegt sich gleichzeitig mit dem linken Arm nach vorne. Dein Knie und deinen Ellbogen winkelst du stark an. Dein Knie sollte vor deinem Ellbogen sein. Nun machst du das Gleiche mit dem rechten Bein und Arm. Dein Becken und dein Schultergürtel ist während der gesamten Übung möglichst tief über dem Boden.

Workout

Führe die Übung, so oft es geht, in zwei Minuten aus.

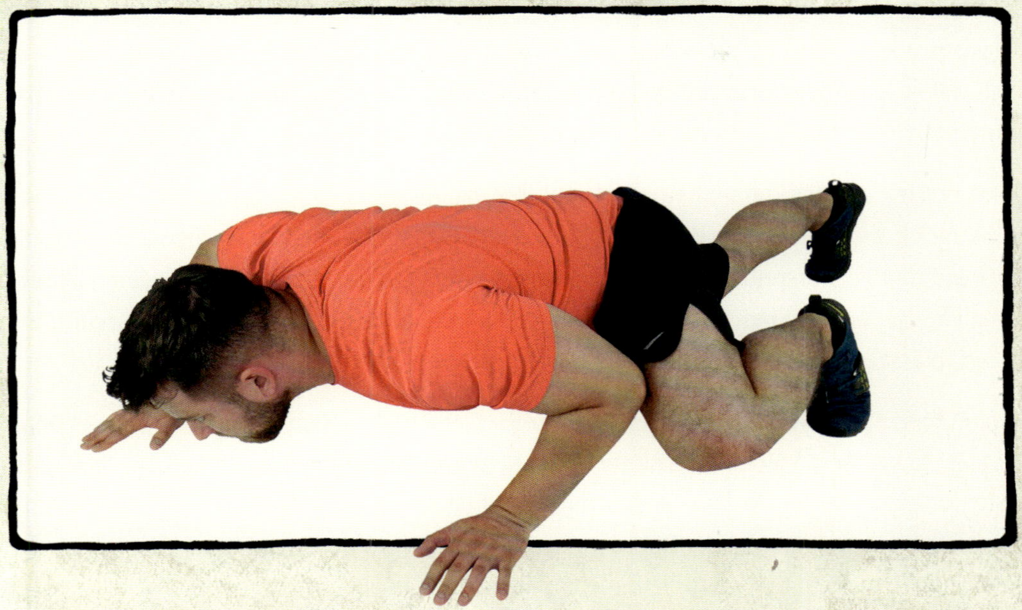

Du kommst an, nur um zu sehen, dass das Tier vergnügt und scheinbar unversehrt auf einem Felsvorsprung unter dir sitzt. Wehmütig schaust du den Holzstämmen hinterher, die immer noch rollen und rollen und rollen. Ernüchtert lässt du den Kopf auf den kalten Stein sinken. Immerhin kühlt er deine von der Anstrengung ganz heiße Stirn.

Dann machst du dich daran, deinen affigen Freund zu retten. Du beugst dich über den Rand und streckst die Hand nach dem Affen aus. Der Kleine schaut dich neugierig an und hüpft dann auf den Felsvorsprung neben sich. Immer weiter krabbelt er, bis er hinter dem Wasserfall verschwindet. Warum immer ich, denkst du dir, während du dich auf den Felsvorsprung unter dir hinablässt und deinem Wegbegleiter hinter die Wand aus Wasser folgst.

Tropfen hallen durch die Dunkelheit. Ein modriger Geruch nach Verwesung und Fäulnis hängt in der Luft. Je weiter die Höhle, die hinter dem Wasserfall aufgetaucht ist, in den Fels hineingeht, desto dunkler wird es auch. Das Geräusch von raschelnden Flügeln lässt dich nach oben schauen. Du nimmst Bewegungen an der Decke wahr, aber du eilst auf der Suche nach dem Affen schnell weiter, von dem du mittlerweile nicht mehr glaubst, dass er ein ganz normales Tier ist.

Langsam, aber sicher kannst du Schatten und Konturen ausmachen, doch deine anderen Sinne sind beinahe betäubt von dem starken Geruch und dem lauten Rauschen des Wasserfalls hinter dir. Um nicht den Boden unter den Füßen zu verlieren, legst du die Hand an die Wand und ziehst sie gleich wieder weg. Die Wand ist glitschig und klebrig. Am liebsten möchtest du gar nicht wissen, in was du gerade gepackt hast.

Die Handflächen vor dir ins Schwarze gestreckt, setzt du immer einen vorsichtigen Fuß vor den anderen. Schritt für Schritt bahnst du dir einen Weg durch die Höhle, Ausschau haltend nach deinem treuen Begleiter, doch dieser scheint in der Höhle verschwunden. Als deine Hände an den kalten, gelinde gesagt, widerlichen Stein stoßen, der wohl die Rückwand der Höhle sein muss, versuchst du, die beste Richtung zu erahnen, in der du weitersuchen kannst.

Schließlich entscheidest du dich für die rechte Seite. Deine linke Hand, die mittlerweile von undefinierbarem Schleim bedeckt ist, lässt du an der Wand, um dich nicht in der Höhle zu verlieren.

Nach einigen Schritten in die neue Richtung hörst du das Schnattern des Affen. Deine Schritte werden schneller und die Wand erstaunlicherweise trockener. Ein Gang scheint von der Höhle abzugehen und in genau diesem hörst du, wie das Tier unterwegs ist.

Seltsam, denkst du und folgst dem Gang, dass der Affe sich überhaupt in die Tunnel getraut hatte. Schließlich gibt es offensichtlich keinen schnellen Ausweg und leben Affen nicht auch eigentlich auf Bäumen? Also dem genauen Gegenteil des feuchten Tunnelsystems? Kurz zuckst du mit den Schultern. Wer weiß, was das für ein Affe ist?

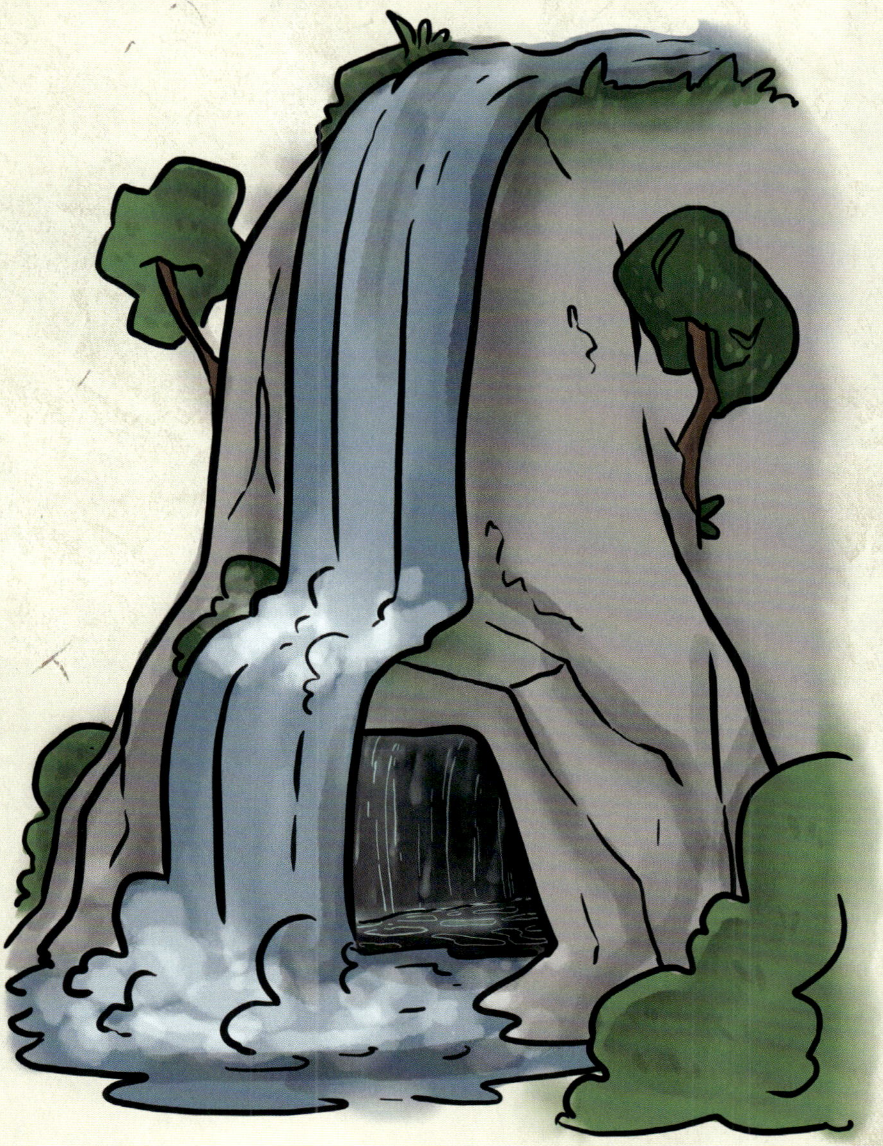

Beunruhigt stellst du fest, dass der Gang immer enger und niedriger wird, bis du sogar auf die Knie gehen musst, um noch hindurchzupassen. Doch bereits einige Meter weiter stößt du auch hier mit dem Kopf gegen die Felsen. Resigniert lässt du dich auf die Arme sinken und bewegst dich robbend weiter voran.

Army Crawl

Du stützt dich auf deine Ellbogen und Knie. Während du deinen linken Arm nach vorne führst, ziehst du das rechte Bein mit, sodass das Knie angewinkelt wird und dein Ellbogen vorne wieder auf den Boden kommt. Jetzt machst du das Gleiche mit dem rechten Arm und dem linken Bein.

Workout

Führe die Übung langsam, so oft wie möglich, in zwei Minuten aus.

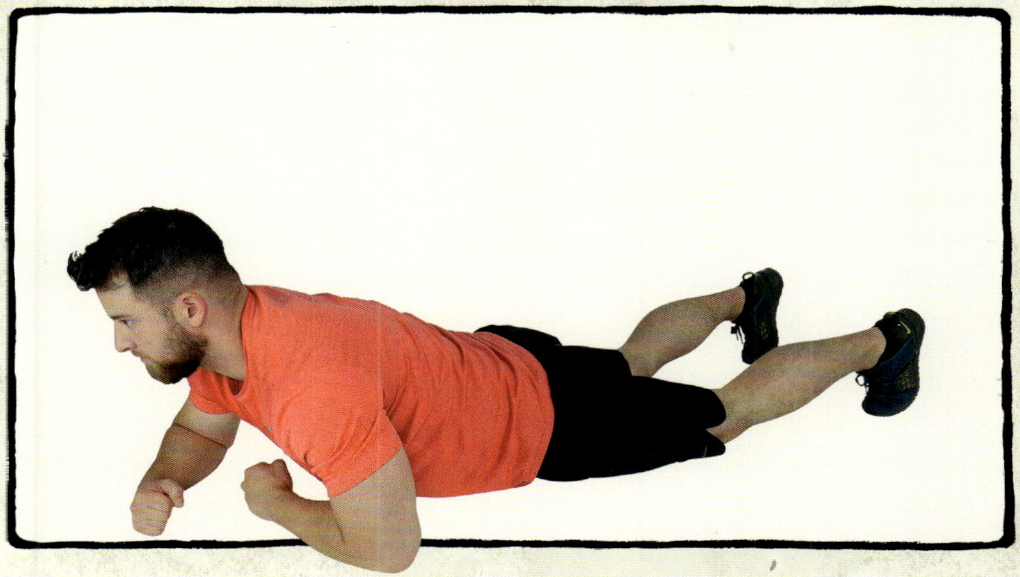

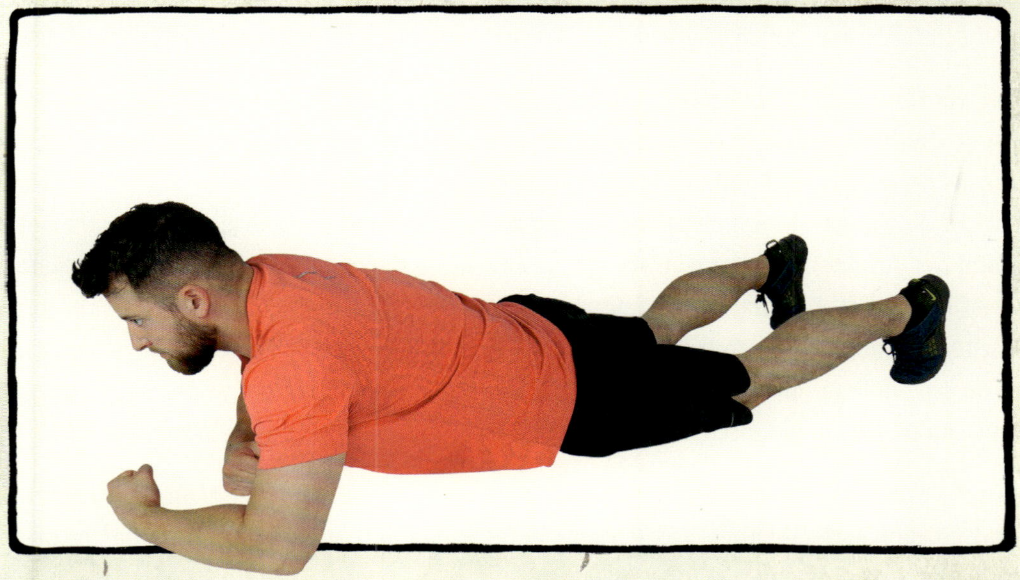

In Gedanken noch der Erzählung Snöresleckers über Borodabs magische Experimente nachhängend, gelangst du schließlich in eine noch größere Höhle als zuvor. Und siehe da, der kleine Primat sitzt hoch oben auf einer Art Säule, die mitten in der kreisrunden Grotte steht.

Als du in die Höhe schaust, siehst du, dass durch unendlich viele kleine Löcher das Licht in den Raum strömt. Wie in einer Sauna ist es hier, denkst du, als du dir die ersten beiden Knöpfe deines Hemdes öffnest. Nur unendlich viel zauberhafter, als in denen, die du kennst. Die gebündelten Lichtstrahlen, die durch die Decke treten, werfen sich bewegende Muster an die Wand und der glibschige Schleim ist auch nicht mehr zu entdecken.

Um die tanzenden Lichter besser zu erkennen, trittst du näher an das Gestein heran, das wohl schon seit Jahrtausenden hier aufgeschichtet sein muss. Du fragst dich in einem kleinen Teil deines Gehirns, ob es hier wohl auch urzeitliche Höhlenmalereien gibt, konzentrierst dich dann aber mit einem Kopfschütteln wieder auf das Licht. Als du die Säule passierst, springt der Affe dir behände wieder auf die Schulter. Nachdenklich musterst du den Ausreißer.

Eigentlich müsstest du ihm einen Namen geben, wenn er dich noch länger begleitet. Mit zugekniffenen Augen spähst du auf die Fliege, die der Affe umgebunden hat, aber dort steht kein Name drauf.

„Hey, wir könnten dich Stoertebeker nennen", kicherst du in dich hinein, verstummst aber gleich wieder. Der Blick des Affen ist zu vorwurfsvoll. „Nein? Dann vielleicht lieber Barbarossa?", wieder plustert der Affe sich auf und schüttelt empört den Kopf. „Hmm, was ist denn mit Lafitte?", schlägst du vor und denkst dabei an den französischen Freibeuter. Die adlige Arroganz haben er und der Affe definitiv gemeinsam, genauso wie die Kleiderauswahl. Mittlerweile ignoriert der Affe dich gekonnt und wendet dir nur noch den Rücken zu. Anscheinend hast du seinen Geschmack noch nicht getroffen. Belustigt beschließt du, es später noch einmal zu versuchen. Als du die Säule umrundet hast, bleibst du erschrocken stehen. Vor dir an der Wand, umtanzt von Lichtern, sitzt ein Mensch aufrecht an die Felsen gelehnt. Und zwar ein toter Mensch.

Ein sehr toter Mensch, denkst du, während du dich dem Skelett näherst, an dem noch Kleidungsfetzen hängen. Morbide Faszination breitet sich in dir aus, als du die winzigen Nagespuren an den Rippenbögen des Toten erkennst.

Auch wenn du noch so ungern die Totenruhe des Fremden stören willst, ist dir doch auch klar, dass das hier eine Chance auf Hilfsmittel ist, um von der Insel herunterzukommen. Widerstrebend kommt dir der Gedanke, dass du ansonsten genauso wie der Fremde enden könntest. Ein kalter Schauer läuft dir den Rücken hinunter.

Schnell schüttelst du den Widerwillen ab und schiebst den zerfransten Mantel beiseite. Im Gürtel des Skeletts findest du tatsächlich ein kleines Messer und einen Kompass.

„Ob der wohl noch funktioniert?", wendest du dich an den Affen, während du unsicher zu den Lichtstrahlen nach oben schaust. Hier in der Höhle wirst du es zumindest nicht mit Sicherheit feststellen können, lautet dein Fazit und du deckst das Skelett wieder mit dem Mantel zu. Ein lautes Klappern hält dich davon ab, das Skelett weiter würdig zur Ruhe zu betten, zumindest aber dezent bekleidet.

Durch die Bewegung des Stoffs hat sich neben dem Skelett ein Ruder von der Wand gelöst und ist zu Boden gestürzt. Aufgeregt nimmst du es in die Hand und inspizierst es, aber erstaunlicherweise scheint es weder morsch noch sonderlich brüchig zu sein. Erfreut willst du dich schon abwenden und einen Weg aus der Grotte suchen, als dir ein kleines Detail an dem Toten auffällt. Seine Hand, bis eben noch von dem Mantel bedeckt, ruht schwer auf einem angelaufenen Kapitänshut.

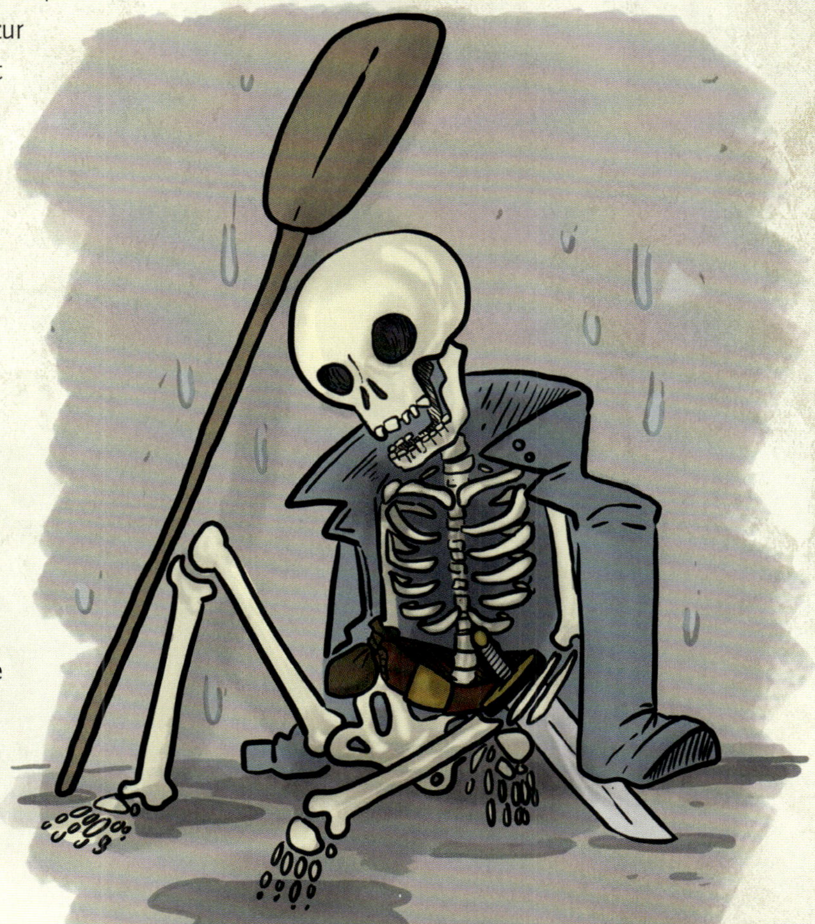

Bedrückt weichst du zurück, kannst aber doch nicht den Blick von dem Skelett lassen. Ob das wohl Kapitän Rühmlich war? Ein unredliches Ende für einen so gefeierten Helden, schießt es dir durch den Kopf.

Kurzerhand drehst du dich um, kannst den Anblick deines wohl in der nahen Zukunft liegenden Schicksals nicht ertragen. Der Affe schmiegt sich wie schon am Morgen an deinen Hals, als ob er dir Trost spenden wollte.

„Recht hast du eigentlich! Noch bin ich nicht tot!", langsam fasst du wieder Mut und gehst optimistischeren Schrittes dem Ausgang entgegen. Nach einigen Metern aber bleibst du stehen: Ausgang? Fragst du dich, Ausgang ...?

Irritiert drehst du dich im Kreis. Du erinnerst dich, durch den Eingang aus der großen Höhle geradeaus auf die Säule zugegangen zu sein, doch die Wand, an der du den Ausgang vermutet hast, ist dicht verschlossen. Die Lichtmuster scheinen sich über dich lustig zu machen und dich zu verspotten. Langsam schreitest du die Wand erneut ab, doch zu deiner immer weiter steigenden Frustration findest du nicht einmal ein Loch im Felsen.

„Da soll mich doch der Teufel holen!", brüllst du die Wand an und stampfst dabei, ganz unpiratenhaft, mit deinem Fuß auf den Boden.

Ein Klacken des Bodens lässt deine Augen misstrauisch nach unten wandern, doch bevor du einen weiteren Schritt machen kannst ...

Du hast keinen Boden mehr unter den Füßen. Wind pfeift an dir vorbei. Ohrenbetäubendes Schreien dringt an deine Ohren. Dunkel realisierst du, dass es deine eigenen Schreie sind, die diese Laute erzeugen. Deine Schulter und dein Kopf treffen schmerzhaft auf Felsen und deine Hände, die versuchen, den Fall zu bremsen, reißen an scharfkantigen Steinen auf. Dein Kopf dröhnt und du fällst immer noch.

Der Affe klammert sich an deinen Hals und schreit fast genauso laut wie du. Seine kleinen Hände haben sich in seiner Panik um deinen Hals geschlungen und drücken dir die Luft ab. Und du fällst immer noch. Du merkst, wie die Dunkelheit immer näher zu kommen scheint. Sie nimmt die Ränder deines Bewusstseins ein und mit aller Kraft kämpfst du dafür, wach zu bleiben.

Und du fällst immer noch. Und immer noch. Bis du auf einmal in eiskaltes Wasser eintauchst. Der Aufprall auf der Oberfläche schmerzt, aber du kannst nur erleichtert sein, dass es kein Stein war. Mit letzter Kraft rettest du dich und den Affen an ein nahe gelegenes Ufer.

Du zitterst und weißt nicht einmal mehr, ob es vor Kälte oder Erleichterung oder Schmerzen ist. Fast dankbar sinkst du in die dunkle Umarmung der Bewusstlosigkeit.

Als du wieder aufwachst, befindest du dich immer noch neben dem unterirdischen Fluss. Deine Hoffnung, dass alles nur ein böser Traum war, verschwindet und mit brennenden Muskeln und dröhnendem Kopf rappelst du dich hoch. Du schaust dich in der neuen Höhle um und stellst fest, dass sie viel weiter in den Berg hineinreicht, als du gedacht hättest. Die gesamte Insel muss untertunnelt sein, denkst du.

Auf unsicheren Füßen gehst du in das Tunnelsystem hinein und betrachtest bedrückt die Käfige, die in dem dämmrigen Licht, von leuchtenden Pilzen angestrahlt, meterhoch an den Wänden aufgeschichtet stehen. Einige der Türen sind offen, doch in andere wagst du gar nicht genau hineinzublicken, siehst du doch die kleinen Bewegungen im Dunkeln. Ob hier wohl Experimente durchgeführt wurden? Ein Schauer läuft über deinen Rücken. Ein Blick nach hinten beweist dir, dass der Affe sich kategorisch weigert, auch nur einen Schritt in die Nähe der Käfige zu machen. Stattdessen macht er immer wieder Anstalten, abzuhauen, bleibt dann aber doch bei dir.

Nachdenklich betrachtest du den Raum, aus dem es nur zwei Ausgänge zu geben scheint. Den, aus dem du gerade gekommen bist und eine Zellentür vor dir, die fast zwischen den Käfigen verschwindet. Hoffnungsvoll rüttelst du an der Türklinke, doch sie scheint verriegelt. Trotzdem versuchst du es noch einmal. Die Tür rasselt in ihren Scharnieren und von hinter der Tür hörst du ein grauenerregendes Knurren.

Erschrocken springst du von der Tür weg, als grün glimmende Augen in der Dunkelheit aufleuchten und Reißzähne beleuchten, die kurz vor der Tür zuschnappen. Als sich das Tier dann auch noch mit seinem massigen Körper gegen die Gitterstäbe wirft, beschließt du, dass es für dich genug ist. Dem Affen folgend, rennst du aus dem Raum und versuchst, aus dem eben Gesehenen einen Sinn zu machen. Wie lange mochte Borodab hier experimentiert haben? Und warum waren die Kreaturen noch am Leben? War Borodab im Gegensatz zu Rühmlich vielleicht noch am Leben?

Erneut läuft dir ein Schauer über den Rücken. Du musst von dieser Insel runter, so viel ist sicher.

Als du zu dem Affen schaust, der immer noch genauso angeekelt und furchtsam aussieht, wie du dich fühlst, wird dir klar, dass dir wohl keine andere Wahl bleibt, als den Schacht, durch den du gefallen bist, wieder hinaufzuklettern, wenn du nicht mit einem sehr großen, sehr bösen, sehr wütenden Wesen um den Eingang in seine Zelle kämpfen willst.

Und der Fluss, an dem du stehst, scheint nur noch unterirdisch zu verlaufen und die panische Angst vor dem Ertrinken lässt dich schließlich an die Wand treten, den kleinen Affen wieder auf die Schulter setzen und die kleinen Vorsprünge der Felswand ergreifen. Mit einiger Mühe ziehst du dich mit den Händen nach oben und setzt den Fuß an die Wand. Mühsam machst du dich an den langen Aufstieg nach oben, immer begleitet von dem ständigen Winseln, das durch die Luft tönt.

Klettern

Du ziehst ein Bein nach dem anderen zur Brust. Gleichzeitig mit dem Bein hebst du die entsprechende Hand, als ob du dich nach oben ziehst.

Workout

Führe die übung, so oft wie möglich, in zwei Minuten aus.

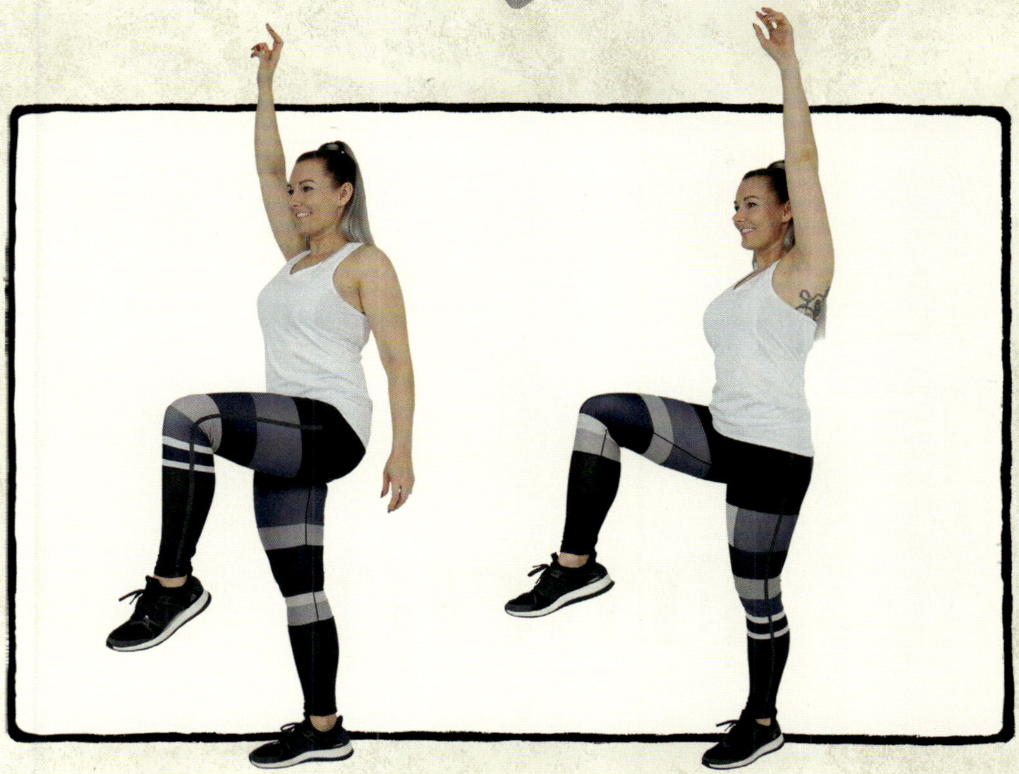

Nachdem du immer und immer wieder abgerutscht bist, hast du es nun endlich nach oben geschafft und stehst wieder in der Höhle des Skeletts. Der Höhle ohne sichtbaren Ausgang. Um einiges vorsichtiger suchst du nun wieder die Wand ab und findest dieses Mal aber tatsächlich den Ausgang. Du fluchst leise, anscheinend war deine kleine Rutsch- und Kletterpartie deiner eigenen Dummheit geschuldet! Seufzend betrittst du den Tunnel und begibst dich auf den Weg nach draußen.

Die glühenden Augen, die dir in der Finsternis folgen, bemerkst du nicht.

4

Flucht

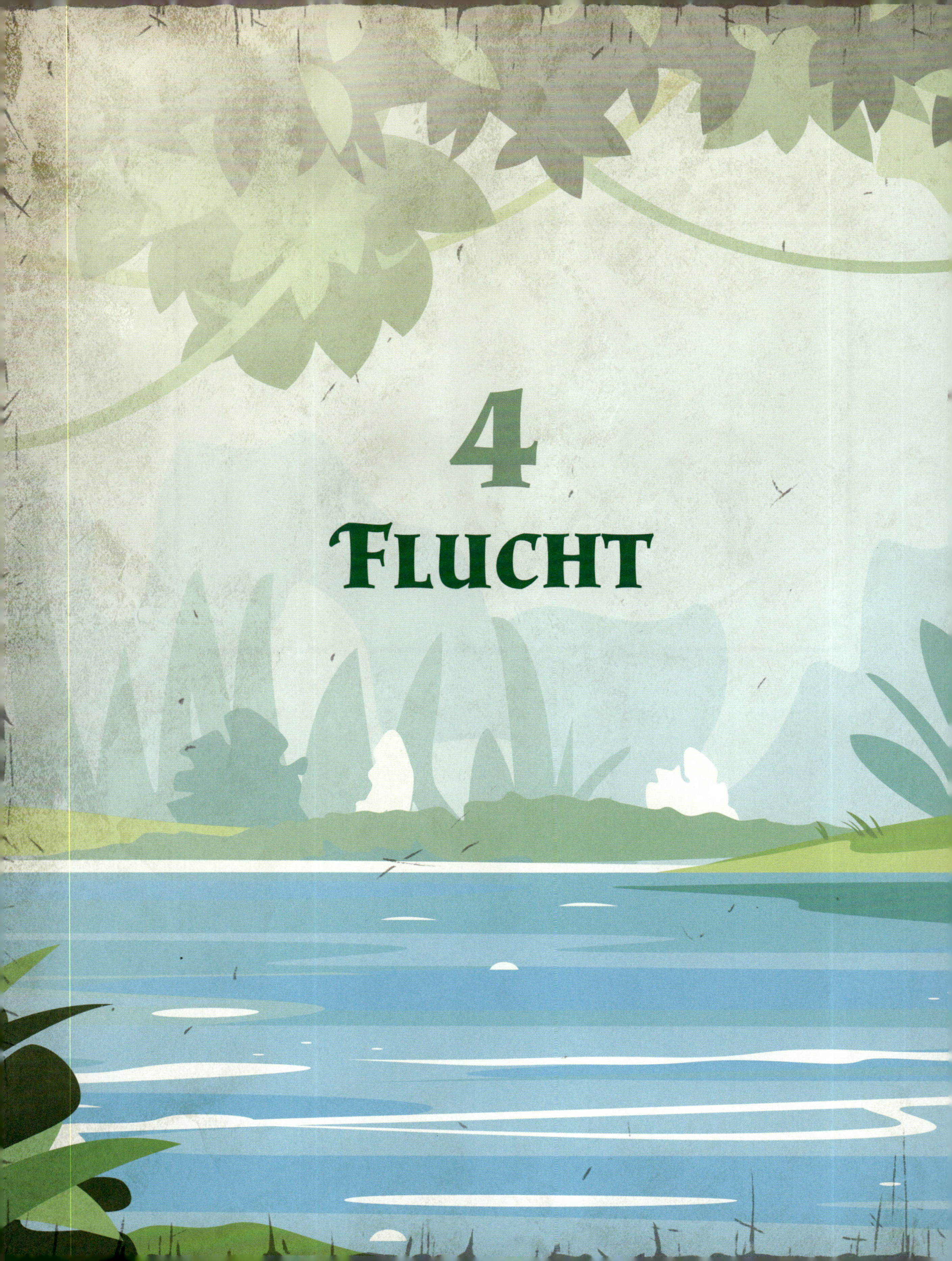

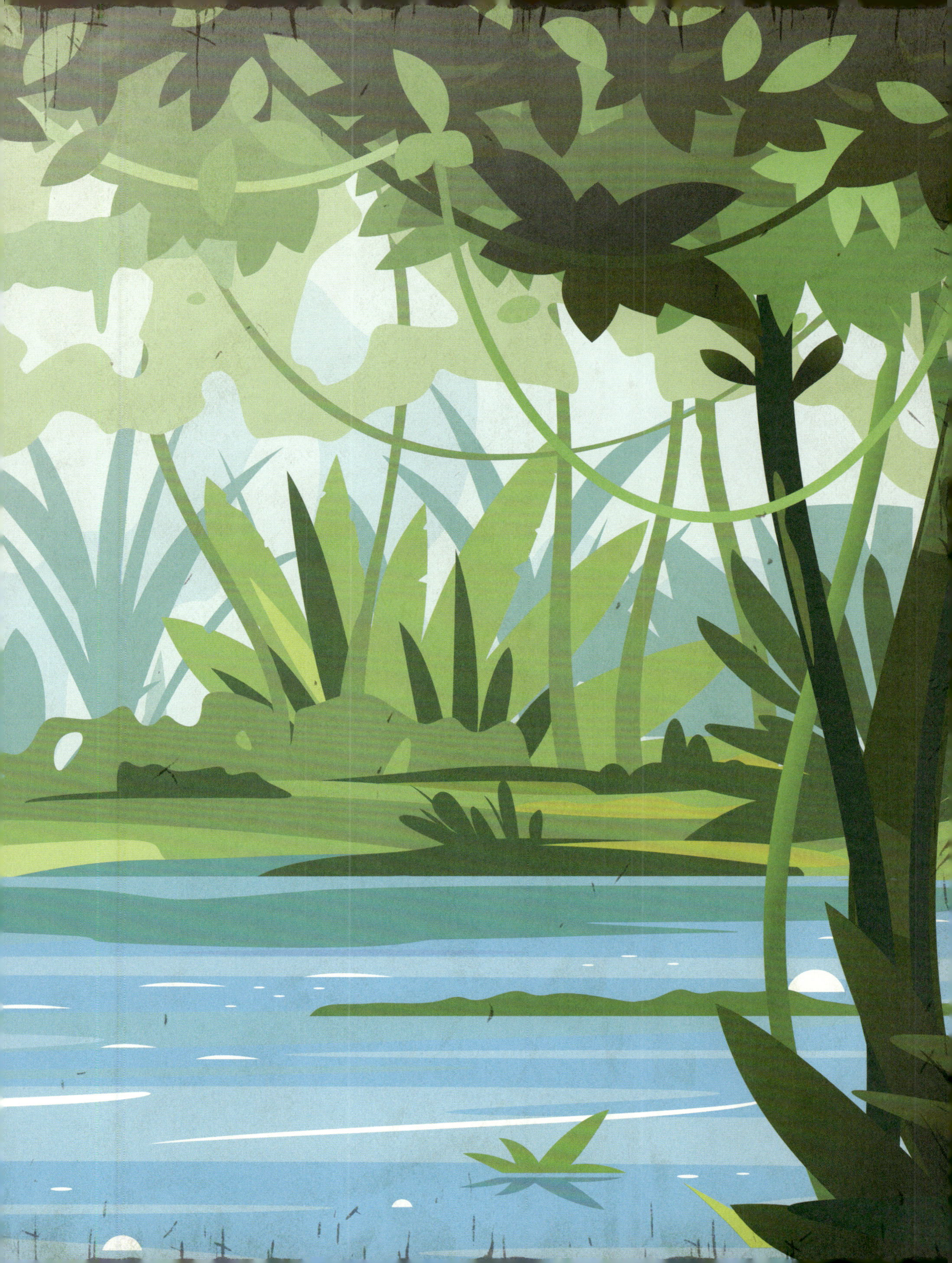

Flucht

„Black Jack!“

Wieder scheint der Affe beleidigt zu sein, dabei hast du doch gerade erst angefangen, erneut nach einem Namen zu suchen.

„Black Beard?“, dieses Mal schlägst du den Namen nur zögerlich vor. Gleich darauf wird dir auch wieder klar, warum. Der Schwanz des Affen peitscht dir einmal durchs Gesicht und lässt deinen Mund voller Haare. Angeekelt spuckst du aus. Wer weiß, wo der Affe sich schon rumgetrieben hat!

Du befindest dich mittlerweile oberhalb des Wasserfalls und hältst das Ruder sowie ein paar dünne Holzstämme unterm Arm, die du für das Floß benutzen willst. Der Fluss neben dir wird immer gemächlicher und deine Hoffnung, bald einen ungefährlichen Überweg zu finden, steigt immens. Immerhin haben Piraten nicht unbedingt partout etwas gegen Wasser. Nur gegen Ertrinken. Und Piranhas. Und Meerjungfrauen und Wasser zum Trinken und regelmäßige Bäder und ... Nun ja, vielleicht haben Piraten doch etwas gegen Wasser einzuwenden, obwohl sie ihr gesamtes Leben darauf verbringen. Du zuckst mit den Schultern. Auch der Affe zuckt mit den Schultern. Amüsiert schaust du ihn an: „Jack Sperling?“ Statt zu antworten, springt der namenlose Affe auf den Boden und läuft dir voraus. Lachend folgst du ihm. Irgendein Name wird schon hängen bleiben!

Langsam wird das Ufer breiter und statt auf felsigem Untergrund läufst du nun auf Gras und Erde. Auch der Wald wird lichter und erlaubt einen Blick über die Insel. Gebannt bleibst du stehen. Die Insel ist mit Dschungel überzogen, nur hier und da kannst du eine größere Lichtung ausmachen. Weit in der Ferne kannst du sogar das Festland sehen. Erteras, denkst du sehnsüchtig - dein Heimathafen!

Der sanfte Wind trägt den Geruch von fremdartigen Früchten, Wärme und Meeresluft heran. Immer noch haben sich deine Ohren nicht ganz an die tropische Geräuschkulisse gewöhnt, sie fällt dir immer noch auf, wenn du stehen bleibst. Statt des vertrauten Meeresrauschens und der Stille, die du auf dem Schiff gewöhnt bist, ist die Luft hier durchsetzt mit Geschnatter, Pfeifen, Blätterrascheln, Zischen und ...

Zischen? Verdutzt konzentrierst du dich wieder auf die nähere Umgebung. Nachdem es still bleibt, richtest du deinen Blick wieder in die Ferne. Ein weiteres Zischen lässt dich herumfahren. Vorsichtig trittst du einige Schritte zurück. Der riesige Kopf einer Schlange schiebt sich aus der Baumkrone heraus. Fasziniert betrachtest du den Leib des Tieres, der in Millionen Farben zu schimmern scheint. Lange Momente lang starrt ihr einander in die Augen. Die gespaltene Zunge tänzelt vor ihrem Maul und macht fauchende Geräusche. Mit eleganter Ruhe schiebt sich die Schlange immer weiter in deine Richtung, bis ihr Körper in der Luft schwebt.

Erst da fallen dir die kleinen Flügel auf, die sich entlang der bunten Zeichnung in regelmäßigen Abständen von der Schlange lösen und sie dadurch in der Luft halten. Bestimmt fünf Meter trennen euch noch voneinander, doch selbst von hier erkennst du, dass das Reptil beinahe genauso dick ist wie die Holzstämme, die du trägst, zusammen. „Seit wann zur Hölle können Schlangen fliegen?", fragst du dich.

Ruckartig legt sich der Kopf der Schlange schräg. Ihre Zunge schießt wieder vor, dieses Mal, als ob sie die Luft schmecken würde. Zischend kommt sie näher, während du immer weiter zurückweichst. Der Affe, vorher noch vorausgelaufen, schmiegt sich nun eng an deine Beine und springt dir schließlich schutzsuchend auf die Schulter.

Als deine Aufmerksamkeit wieder auf der Schlange liegt, scheint irgendetwas falsch zu sein. Die riesigen Augen verfärben sich gelblich und das Maul scheint auf einmal ... voller. Voller Grauen siehst du zu, wie die reißenden Giftzähne, die mindestens so groß sind wie dein Daumen, eine grünliche Flüssigkeit absondern. Wie erstarrt stehst du im Blickfeld der Jägerin. Kannst dich nicht mehr bewegen, nicht mehr denken, nicht mehr erinnern, warum du das tun sollst. Der Kopf der Schlange schießt nach vorne und der Bann scheint gebrochen.

Auf dem Absatz drehst du dich herum und sprintest den Fluss entlang. Das Flügelflattern hinter dir verkündet dir drohend, dass die Schlange die Verfolgung aufgenommen hat. Anscheinend will sie sich ihr Abendbrot auch nicht so einfach vermiesen lassen!

In deinem wilden Sprint schießen deine Augen von links nach rechts, auf der Suche nach dem passenden Fluchtweg und tatsächlich! Wenigstens einmal auf dieser vermaledeiten Insel musst du ja Glück haben, denkst du dir und läufst, so schnell es geht, auf die Brücke zu, die du gesichtet hast. Aber sobald du auf deinem hoffnungsvollen Überweg stehst, merkst du, dass die Holzstämme, aus denen die Brücke gebaut ist, nicht fest montiert sind. Stattdessen drehen sie sich, sodass du effektiv auf der Stelle läufst. Dir bleibt keine Wahl. Zu allem entschlossen, läufst du noch schneller, um die Stämme zu überwinden.

High Knees

Du stellst dich normal hin und beginnst, ein Bein nach dem anderen wie beim Sprinten zur Brust zu ziehen. Die Arme lässt du dabei mitschwingen.

Workout

30 High Knees

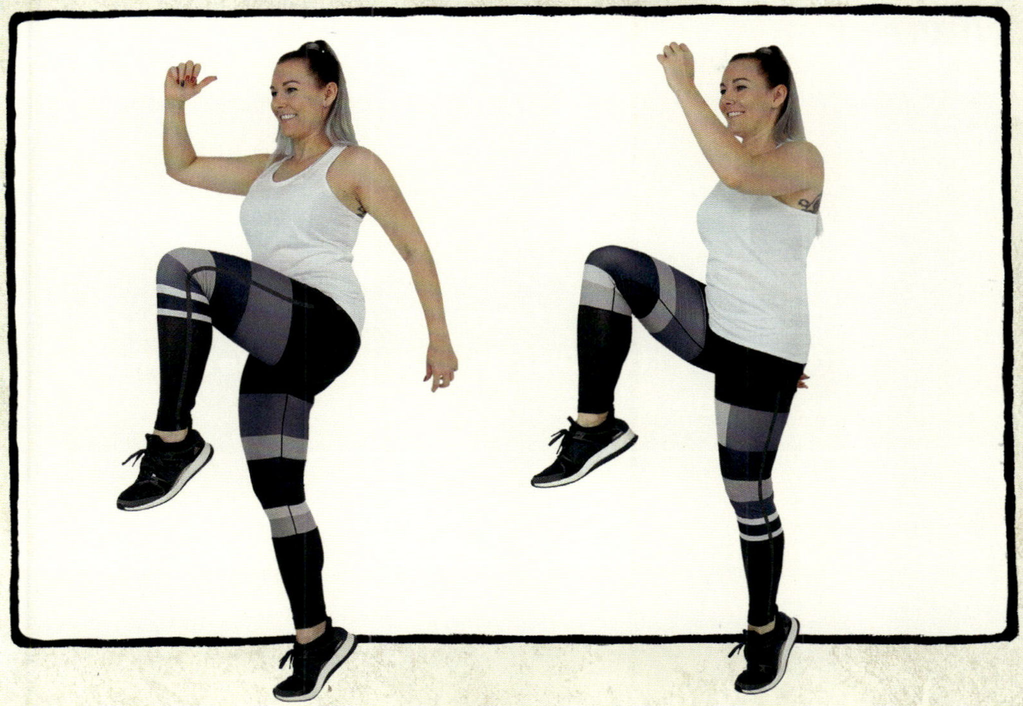

Auf der anderen Seite angekommen, drehst du dich um und siehst, wie die Schlange nach kurzem Zögern und mit Blick auf das Wasser mit ihren Flügeln schlägt und die Brücke so überquert. Mit Erschrecken wird dir klar, dass du nicht vor der Schlange weglaufen kannst, aber dieser Blick aufs Wasser ...

Auch du schaust aufs Wasser. Wenn du dich richtig erinnerst, hassen Piranhas reißendes Wasser, also hast du vielleicht Glück und in dem Fluss, der zum Wasserfall führt, sind keine! Du lässt Ruder und Stämme zu Boden fallen und springst kurzerhand ins Wasser. Nass warst du ja sowieso heute schon und das Holz kannst du auch später noch einmal hier holen. Dein Leben ist dir im Moment definitiv wichtiger!

Den Affen auf dem Rücken, beginnst du, so schnell zu schwimmen, wie du kannst. Zug um Zug paddelst du den Fluss hinauf und merkst, dass die Schlange dir am Ufer folgt. Tief entschlossen werden deine Armbewegungen kraftvoller und deine Beinschwünge schneller.

Schwimmen

Du legst dich auf den Bauch und streckst Arme und Beine aus. Jetzt bewegst du deine Arme und Beine seitenverkehrt nach oben und unten. Das heißt, erst linker Arm, dann rechtes Bein, dann umgekehrt. Deine Arme und Beine berühren während der Übung nicht den Boden.

Workout

Führe die Übung eine Minute lang aus.

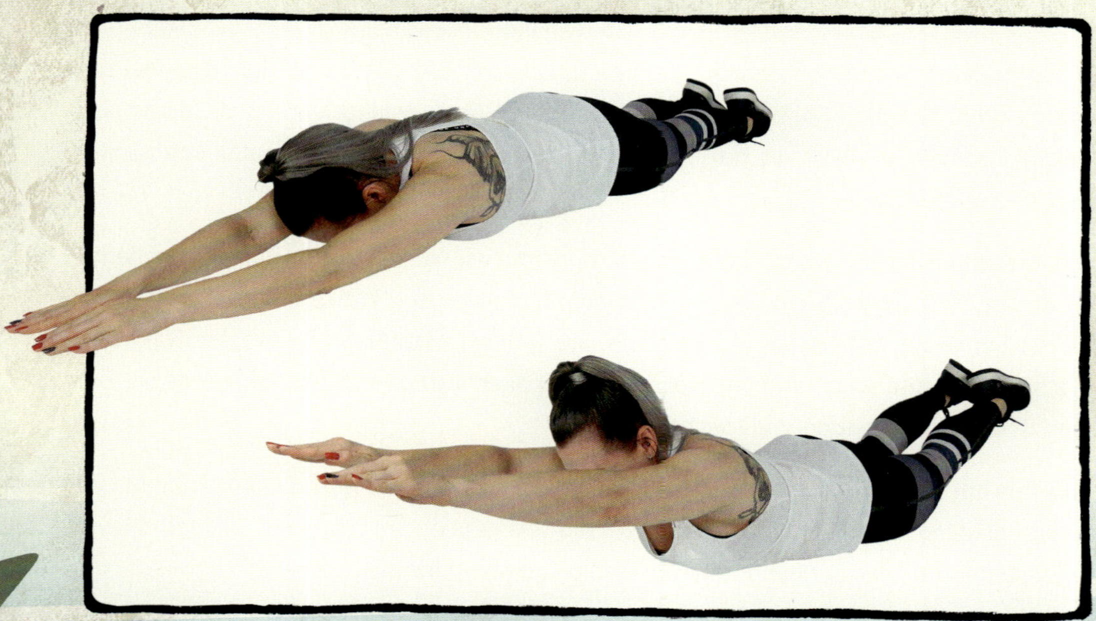

Als du wieder ans Ufer gelangst, bist du froh, dass du keinen Piranhas begegnet bist und du kannst auch die Schlange nirgendwo mehr entdecken. Erleichtert schlägst du dich ins Unterholz, um dich auf den Weg zurück zu den Holzstämmen zu machen. Du sendest ein kurzes Stoßgebet zu Neptun, dass du dem Ungeheuer nicht begegnen wirst. Und tatsächlich bleibt dein gesamter Weg zurück ungestört.

Erstaunlich, denkst du dir und hebst die Holzstämme wieder in deine Arme. Vorsichtig platzierst du das Ruder obenauf. Holzstämme kannst du schließlich immer noch einmal sammeln. Ein zweites Ruder zu finden, könnte sich als ... schwierig erweisen.

Als du dich wieder in Richtung Strand aufmachen willst, wirfst du noch einen letzten Blick auf die Brücke, über die du vor der Schlange geflohen bist. Auf einem hastig zusammengezimmerten Schild steht mit krakeliger Schrift „Achtung: Eselsbrücke!" Amüsiert fragst du dich, was das wohl zu bedeuten hat!

Der kleine Affe, der immer noch nass ist von eurer unfreiwilligen Badeeinlage, thront majestätisch auf dem Holzstapel.

Beschwingt von deiner erfolgreichen Flucht, machst du dich wieder auf den Weg zum Strand. Dort bist du immerhin noch keinen seltsamen Kreaturen begegnet, auf deren Speisekarte du landen könntest.

Endlich angekommen, lässt du die Stämme auf den warmen Sand fallen. Die Abendsonne hat den Boden aufgeheizt und wirft ein weiches Licht aufs Meer. Besorgt betrachtest du Erteras in der Ferne. Was die Chinchillas wohl gerade dort anstellen?

Seufzend machst du dich an die Arbeit, ein Floß zu bauen. Schließlich ist es eure Schuld gewesen, dass die Chinchillas von der Insel entkommen konnten, also ist es auch eure Aufgabe, sie wieder einzufangen. Na ja, wäre das zumindest, wenn dein feiger Käpt'n dich nicht hätte sitzen gelassen. Ganz allein. Auf einer Insel mit unheimlichen Experimenten.

Du erschauerst, als du zurück an die Schlange denkst und wendest dich schnell dem Holz vor dir zu. Du betrachtest es lange, unentschlossen, wie du fortfahren sollst. Brauchst du nicht noch etwas, um das Floß zusammenzuhalten? Seile zum Beispiel?

Wegen fehlender Alternativen beschließt du, damit anzufangen, die Äste und Zweige von den Stämmen zu entfernen. Ungern würdest du die gesamte Überfahrt nach Erteras auf stechenden und piksenden Zweigen verbringen.

Die Zweige abmachen

Du begibst dich auf die Knie und Hände, beide sind etwa schulterbreit auseinandergestellt. Dann steckst du deinen linken Arm unter deinem rechten hindurch. Du folgst der Bewegung, so weit es geht, mit deinem Oberkörper. Als Nächstes ziehst du den Arm zurück und seitlich nach links oben. Dabei drehst du deinen Oberkörper maximal mit, der Arm bleibt gestreckt. Dein Kopf dreht sich deinem Arm hinterher, sodass du deinen Ellbogen sehen kannst. Du gehst zurück in die Ausgangsstellung und beginnst mit der anderen Seite von vorn.

Workout

Führe die Übung 20 mal pro Seite aus.

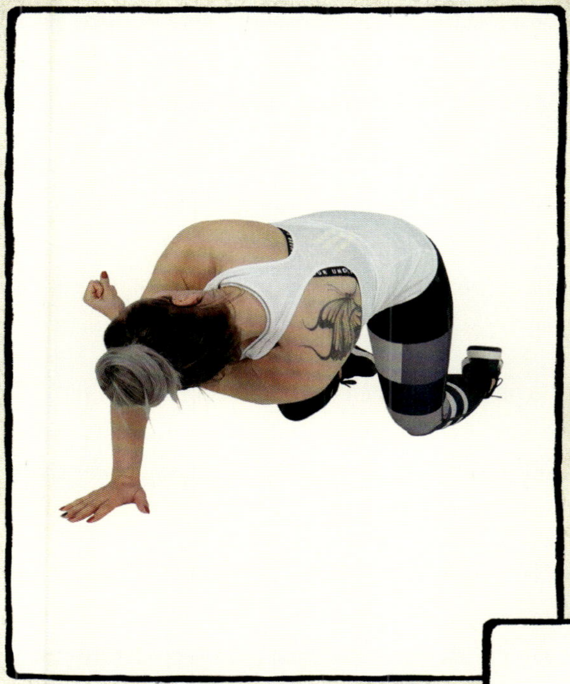

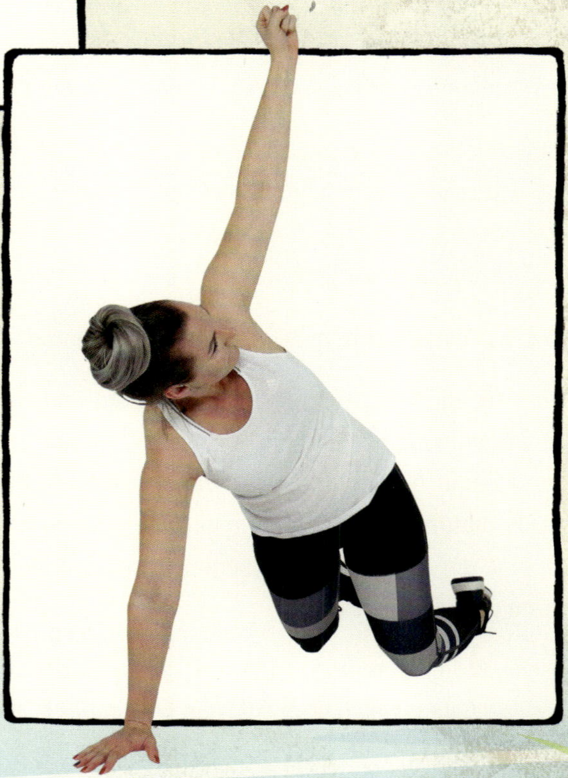

„Und wo bekommen wir jetzt die Seile her?", wendest du dich an den Affen, der dich abschätzig anschaut. Die Lianen! Noch bevor du den Gedanken ganz verarbeitet hast, bist du schon auf dem Weg in den Wald zu dem Ort, an dem du den Affen das erste Mal getroffen hast.

Wieder bahnst du dir einen Pfad durch das dichte Grün, mittlerweile immer auf seltsame Bewegungen im Unterholz achtend. Immer mehr Lianen hängen von den Bäumen, je weiter du deinen Weg in den Wald machst und bald bist du umgeben von Lianen, die über deinem Kopf von den Bäumen hängen. Ineinander verflochten und verknotet, bilden sie Muster in den Baumwipfeln und wirken fast wie ein Dach, auf dem man laufen könnte.

Belustigt merkst du, dass dein kleiner Gefährte genau das auch tut. Mit einer Hand nimmst du eine der Lianen und versuchst, sie abzureißen. Bald hängst du mit deinem gesamten Körpergewicht an der Pflanze und das Einzige, was du erreicht hast, ist, dass der Affe dich mal wieder auslacht und du jetzt einige Zentimeter über dem Boden hängst.

Seufzend lässt du die Liane los und blickst nach oben. Wenn du sie entknoten könntest ... Ja, das könnte funktionieren, denkst du. Langsam machst du dich an den Aufstieg und bist bald auf Augenhöhe des kleinen Affen angelangt, der dir neugierig bei deiner Kletteraktion zuschaut.

„Unterstehe dich, zu lachen", fauchst du ihn an, deine rechte Hand vergraben in Lianen über dir, während dein eines Bein in einer Astgabelung feststeckt. Nach einigem Hin- und Herruckeln deines Beins bekommst du es endlich los und fliegst mit dem Gesicht voran auf das Netz von Lianen. Erstaunt befühlst du die engen Maschen die dich in der Luft halten.

„Na, hättest du wohl nicht gedacht, dass ich mal zu dir hochkomme, was?"

Der Affe zuckt prustend mit den Schultern und springt fröhlich auf dem Netz auf und ab. Mit einem mulmigen Gefühl im Bauch wirst du auf- und abgeschleudert und versuchst verzweifelt, den kleinen Affen zum Stillhalten zu bewegen. Robbend machst du deinen Weg in Richtung des Primaten, der daraufhin im nächsten Baum verschwindet. Die Augen verdrehend, suchst du dir eine der Lianen aus und beginnst, sie zu entwinden, leise hoffend, dass nicht gerade diese Liane dein Gewicht trägt.

„Henry Morgan", rufst du laut in die Wipfel hinein, während deine Hände mit der eintönigen Arbeit des Entknotens beschäftigt sind. Ein keckerndes Lachen ist die Antwort, was du als Nein auffasst.

„Hornigold", du kicherst ein bisschen. Schließlich hatte Hornigold einmal ein Schiff gekapert, nur um die Hüte aller Seemänner auf dem Schiff zu stehlen, um die der eigenen Crew zu ersetzen, die sie betrunken in die See geworfen hatten. Diese Art des Sports könntest du dem Affen durchaus zutrauen, doch dieses Mal kommt wiederum keine Antwort aus den Bäumen. Anscheinend hatte sich der Affe darauf verlegt, die Namenssuche zu ignorieren.

Schulterzuckend friemelst du weiter an der Liane, die du in der Hand hältst, und hast jetzt schon keine Motivation mehr, auch noch eine zweite aus dem Wust an Schlingen für das Floß zu bergen. Leicht beschämt kommt dir dein Ziel aber in den Sinn, von dem du weißt, dass du durchhalten musst, um es zu erreichen. Nicht viel stärker motiviert, aber um einiges ernster, ziehst du den letzten Rest der ersten Liane zu dir nach oben und packst die nächste Liane an.

Doch sobald deine Hände sich darum schließen, fällt dir dein fataler Fehler auf. Keine Liane, keine Liane, keine Liane, ist das Einzige, was dir in den Kopf kommt. So schnell es geht, rutscht du rückwärts. Leises Zischeln lässt dich erstarren. Vielleicht bemerkt sie mich nicht, flach atmest du und drückst dich in das grüne Muster. Seltsame Flügel spalten sich von der Liane ab und ganz langsam erhebt sich ein Kopf durch die Pflanzen.

Zitternd wartest du, bis die Schlange dich entdeckt, immer wieder pendelt ihr Kopf vor dir her. Ihre Augen schielen dich an, doch scheinen sie dich nicht entdecken zu können. Vor Angst werden deine Fingerspitzen ganz taub, als die Schlange ihr Maul auf einmal weit aufreißt und Geifer ihre Fangzähne hinuntertrieft.

Von einem Schwall stinkenden Mundgeruchs getroffen, der nach toten Kadavern riecht, rümpfst du die Nase und versuchst, dem Drang zu widerstehen, dein Riechorgan abzuwenden oder zumindest zuzuhalten. Mit geradezu heroischer Kraft gelingt es dir, still liegen zu bleiben.

Aber dann hält die Schlange auf einmal inne. Ganz langsam tastet ihre gespaltene Zunge die Luft. Fühlt nach dir. Schmeckt nach dir. Panisch machst du einen Satz rückwärts gegen den Baumstamm, in dem du vorhin noch festhingst. Ein Adrenalinstoß lässt dich den Stamm beinahe hinunterfliegen. Aber der Gourmet, auf dessen Menü du stehst, folgt dir auf dem Fuße.

Einige Schritte rennst du noch in Richtung Strand, bis dir mit bitterer Klarheit bewusst wird, dass du nicht noch einmal die Flucht ergreifen kannst. Du kratzt deinen letzten Rest Mut zusammen und drehst dich um, um dich der Bedrohung zu stellen.

Boss: Die Brillenschlange

Burpees

Du stellst deine Füße etwa schulterbreit auseinander und gehst in die Hocke. Du legst dabei deine Hände flach auf den Boden und springst dann mit beiden Beinen nach hinten in die Liegestützposition. Du stößt dich direkt wieder ab und springst zurück in die Hocke. Dann springst du mit gestrecktem Körper nach oben.

Workout

5 Burpees
15 High Knees
15 Situps

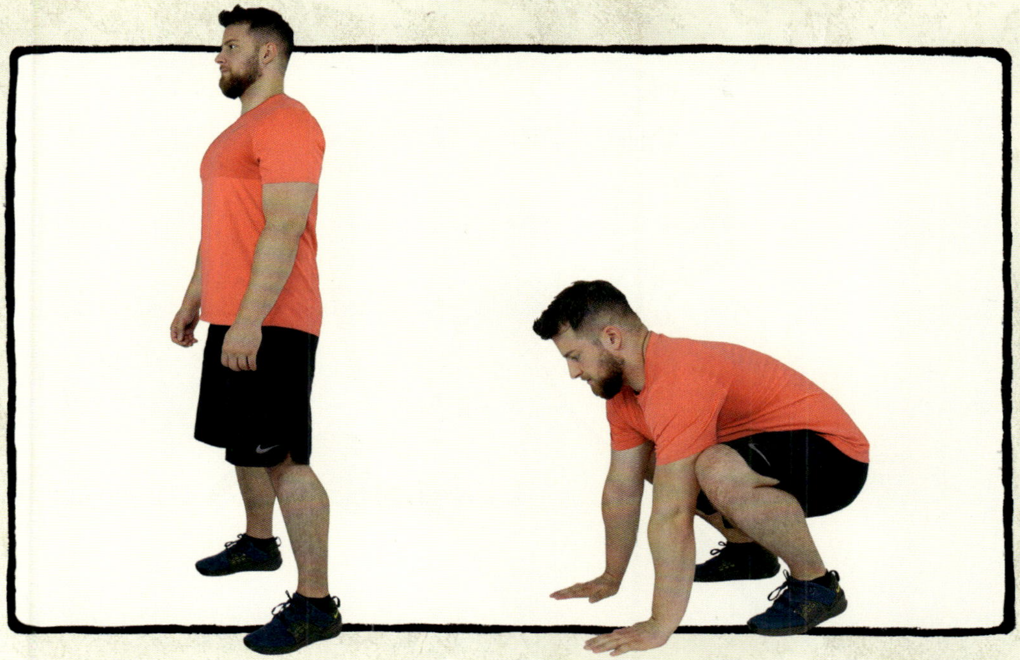

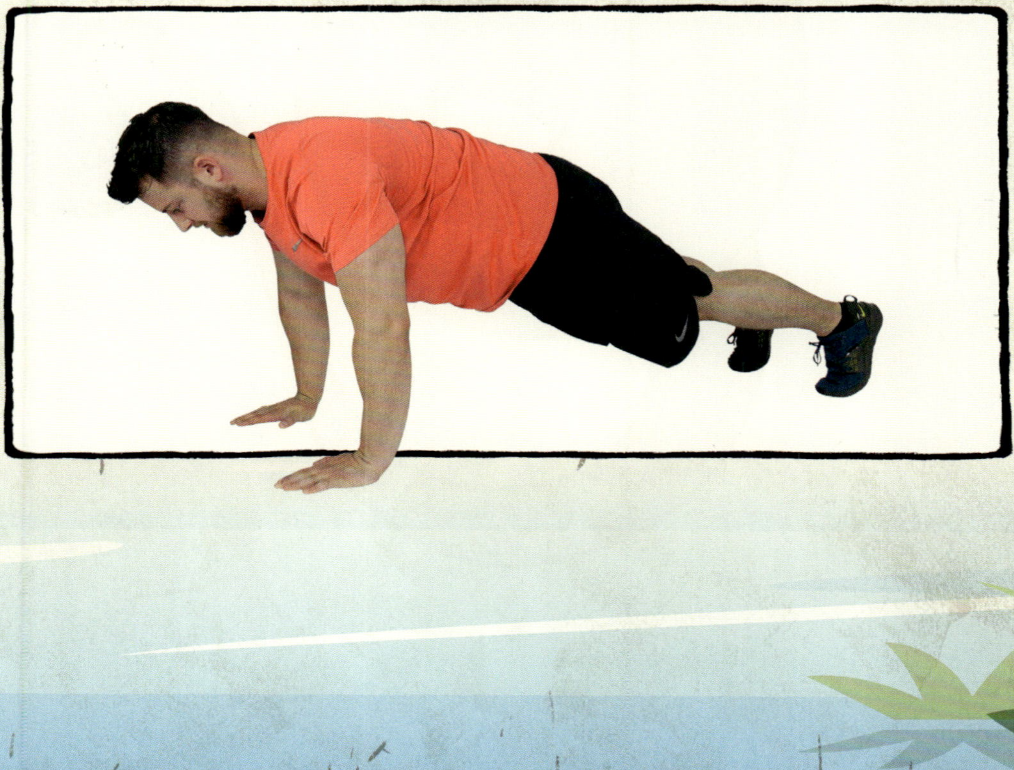

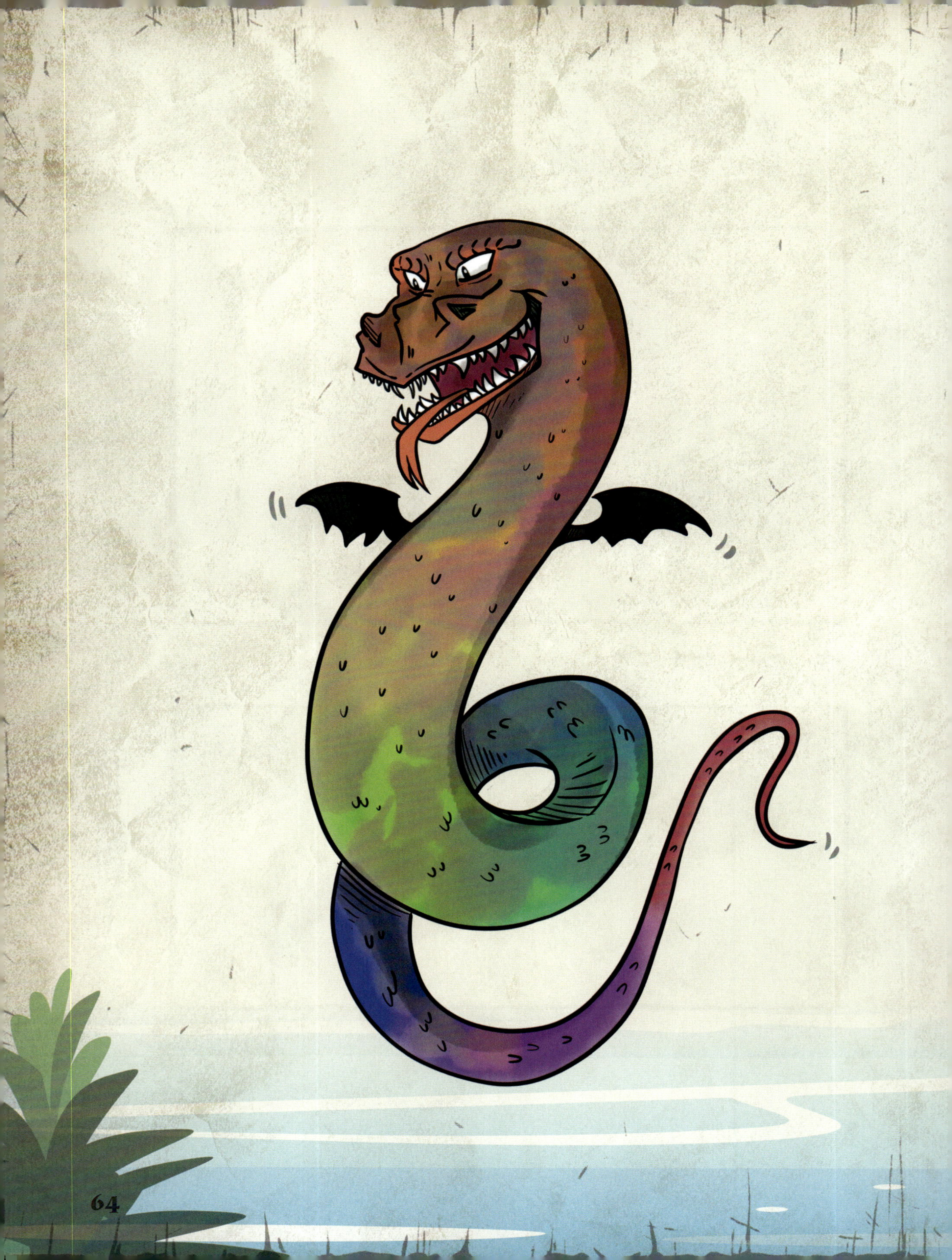

Stolz stehst du da, deinen Fuß auf dem noch zuckenden Hals der überdimensionalen Schlange. Ein schnatternder Applaus von oben verkündet dir die Wiederankunft des kleinen Affen.

„Na, auch schon wieder da?", beinahe geschäftsmäßig nickt der Affe, bevor er sich auf seinem gewohnten Platz – deiner Schulter – niederlässt.

„Feigling", murmelst du zwischen zwei Atemzügen, was dir prompt einen, wie du findest, eindeutig unfairen Klaps auf den Hinterkopf einträgt. „Ach, so willst du auch nicht genannt werden?", stellst du ironisch fest.

Erschöpft sammelst du die Lianen vom Boden und rollst sie zusammen, um sie über deine Schulter zu schlingen. Anscheinend sind sie bei deinem heldenhaften Kampf mit der Schlange genau wie du von dem Netz gefallen. Affe und Lianen geschultert, machst du dich wieder auf den Weg zum Strand.

Weiches Abendlicht beginnt gerade einzusetzen, als du an der Bucht ankommst. Staunend beobachtest du, wie die Sonne am Horizont verschwindet und Erteras in Schatten hüllt. Alle möglichen Farben verteilen sich über den Himmel, wie gemalt von einem großen Künstler, fließen ineinander über und bilden neue Farbnuancen, wie ein niemals fertig gestelltes Werk. Gelb und Orange gehen über in Pfirsichfarben, Rot und Rosa sind durchmischt von leichtem Violett und all das ist durchsetzt von kleinen, wattierten Wolken, die sich zu immer neuen Formen zusammenschließen. Als du dich neben dein unfertiges Floß setzt, denkst du für dich, dass hier wohl doch nicht alles so schlecht ist.

5

Ruhe vor dem Sturm

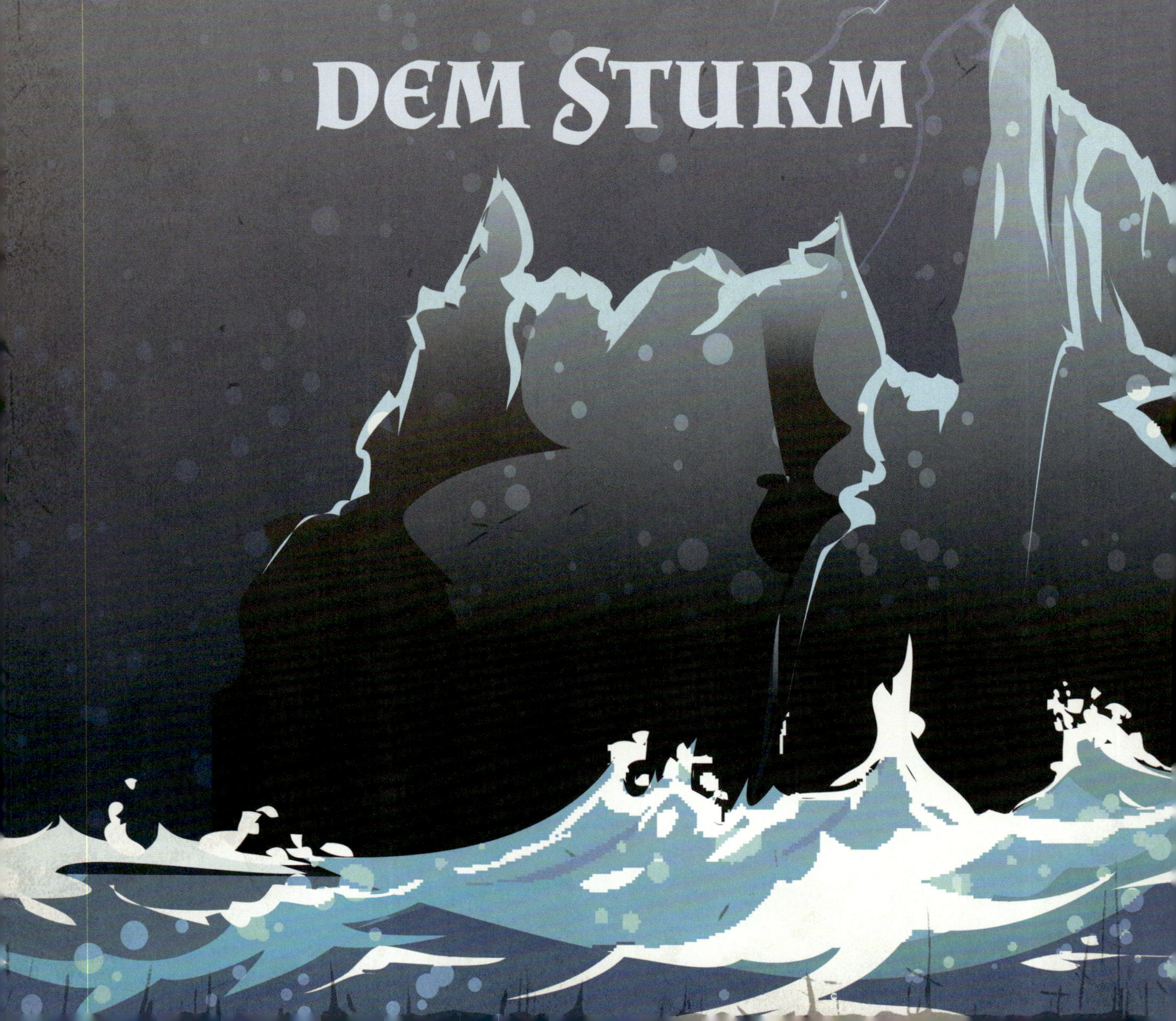

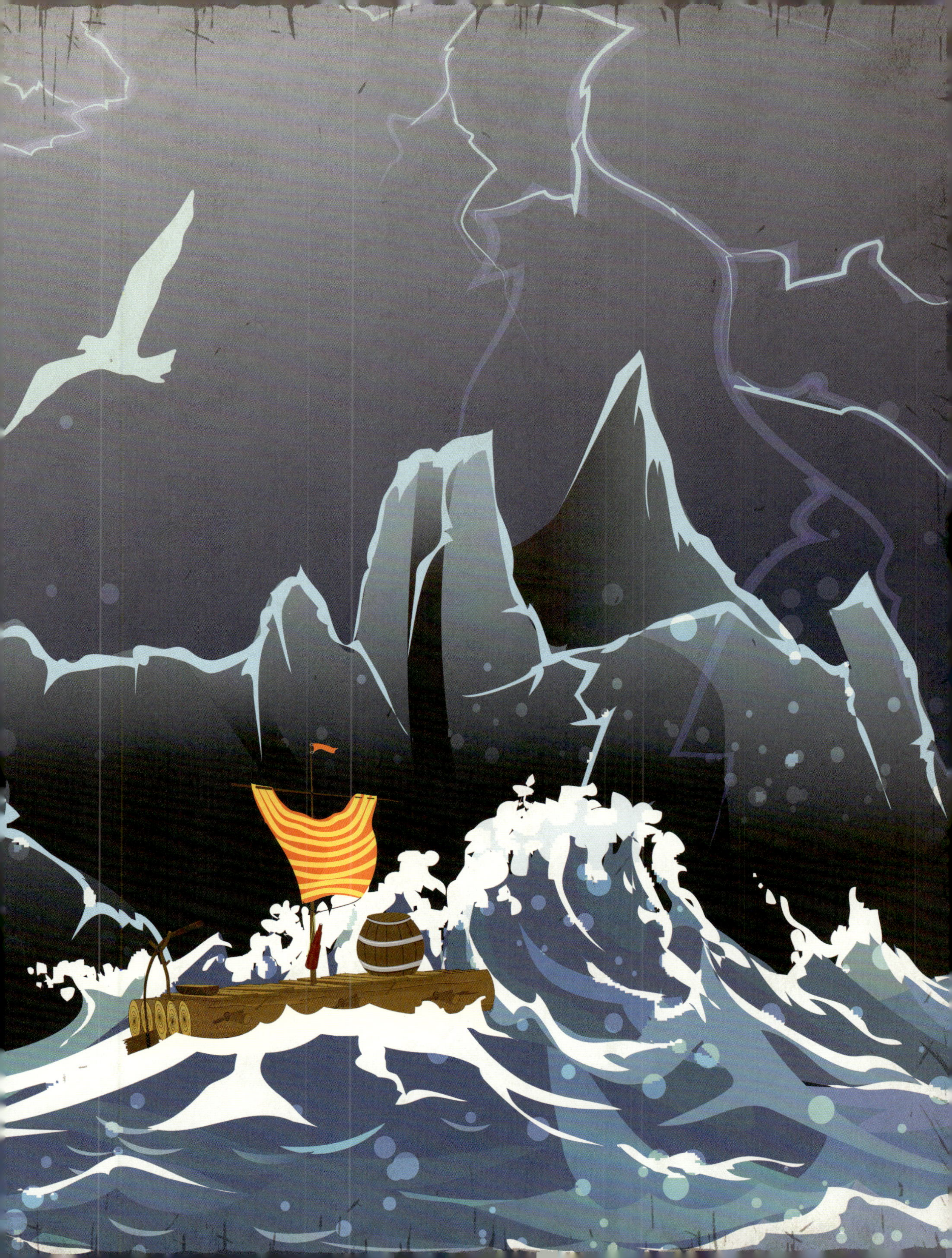

Ruhe vor dem Sturm

Dein dritter Tag auf der Insel beginnt mit einem so laut grummelnden Magen, dass der Affe schlaftrunken an deiner Schulter Schutz sucht. Immer noch müde von den Strapazen der letzten Tage rappelst du dich hoch und schaust hinunter auf das Holz und die Lianen neben dir. Als du dich an die Arbeit machen willst, merkst du schnell, dass du mit leerem Magen nicht funktionsfähig bist. Noch dazu wird dir mittlerweile von dem Hunger schlecht. Erneut machst du dich auf den Weg in den Wald, dieses Mal auf der Suche nach etwas Essbarem. Sehnsüchtig denkst du an das Pökelfleisch auf See und den frischen Fisch. Den köstlichen Duft, der aus der Kombüse über das gesamte Deck gewabert ist und die geselligen Abende mit so viel Essen, dass es dir wahrscheinlich für deinen gesamten Aufenthalt auf der Insel gereicht hätte...

Das Wasser läuft dir im Mund zusammen, während du durch den Wald stapfst. Kurzerhand entschließt du dich, in die entgegengesetzte Richtung des Wasserfalls zu gehen. Der Wasserfall weckt nur unangenehme Erinnerungen an die Höhle, deinen Sturz und die Schlange. Ein kleiner Schauer läuft dir über den Rücken und du schüttelst dich kurz.

In der Ferne erblickst du einen Baum mit großen, roten Früchten. Schnellen Schrittes hältst du darauf zu. Aber kurz nachdem du deine Schritte beschleunigst, hältst du inne. Misstrauisch schaust du nach links und rechts. Erleichtert atmest du auf, keine Gefahren sind in Sicht. Oder doch? Aufmerksam kniest du dich auf den Boden und schaust hinauf in die Baumkronen. Du hörst kurz in dich hinein, aber nein, es besteht kein gesteigertes Interesse, einem weiteren seltsamen Inselwesen zu begegnen!

Auf dem Boden zumindest kannst du keine frischen Spuren erkennen, die darauf hindeuten würden, dass erst neulich jemand, oder ...etwas hier vorbeigekommen wäre. Und auch in den Wipfeln bleibt es ruhig. Verdächtig ruhig?

Du schüttelst schnell den Kopf. So langsam wirst du paranoid!

Du richtest dich wieder auf und gehst zu den lecker aussehenden Früchten hinüber.

Unter dem Baum reckst du dich nach den Früchten, um sie abzupflücken. Ironischerweise denkst du an die Schlange. Hier wäre ein viel passenderer Platz gewesen, sie zu treffen. In Gedanken malst du dir die Schlange aus, die ihren Kopf durch die Blätter steckt und dir eine Frucht des Baums anbietet. Leise lachst du über deine Vorstellung, als du dich ans Werk machst.

Armschere

Du setzt dich entweder mit leicht angewinkelten oder durchgestreckten Beinen auf den Boden und streckst die Arme nach oben. Du spannst deinen Oberkörper dabei an. Nun bewegst du die gestreckten Arme versetzt vor und zurück. Du tust dies möglichst schnell. Je schneller, desto intensiver ist die Übung.

Workout

Führe die Übung 90 Sekunden aus.

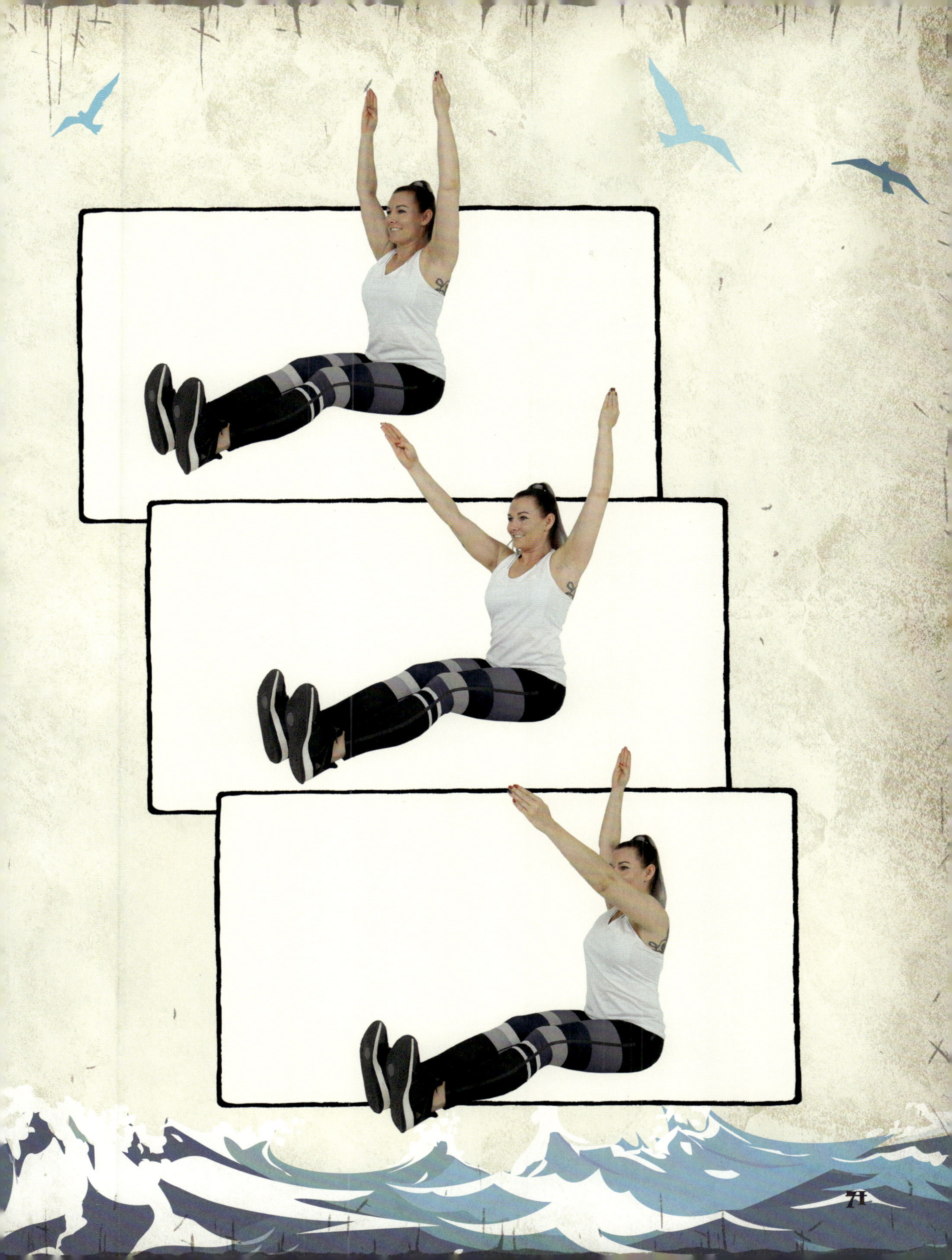

Mit gefülltem Magen kehrst du satt und zufrieden an den Strand zurück. Nichts lieber würdest du tun, als dich hinzulegen und dir die Sonne auf den Bauch scheinen zu lassen, aber schnell rufst du dich wieder zur Ordnung. Motivation!, denkst du dir, ... Motivation.

Der kleine Affe stupst zögerlich dein Bein an, während du ins Leere starrst. In Gedanken noch ganz woanders, ergreifen deine Hände die erste Liane und beginnen, sie um einen Stock nach dem anderen zu wickeln. Mehrere Stunden lang zerrst, ziehst und wickelst du die Lianen, um sie dann doch wieder aufzumachen und erneut zu beginnen. Immer wieder wirst du von den anbrandenden Wellen abgelenkt. Die weiße Gischt sammelt sich ruhig einige Meter vor deinen Füßen und lässt dich an die kalte Seeluft in deinen Haaren und das salzige Wasser auf deinem Gesicht auf dem Einmaster Snöresleckers denken.

Einen kurzen Moment schließt du die Augen und gibst dich dem Träumen hin. Dass die Lianen in deiner Hand die Schot ist, das Tau, mit dem du das Segel lenkst. Dass der Boden unter dir nicht aus weichem Sand besteht, sondern aus harten Planken. Ein Lächeln liegt auf deinen Zügen, aber schließlich seufzt du und bringst deine Hände wieder in Bewegung, um weiterzumachen.

Als du ein für dich zufriedenstellendes Ergebnis erreicht hast, erhebst du dich von deinen Knien, und stellst dich auf Füße, die mittlerweile genauso eingeschlafen sind wie der Affe, der auf deinem Floß liegt. Du beißt die Zähne zusammen, als das Blut wieder zurück in deine Extremitäten schießt und ein unangenehmes Kribbeln auslöst. Sorgfältig klopfst du den Sand von deinen Knien und hebst vorsichtig das Floß vom Boden an. Mit einem erschrockenen Fiepen kullert der Affe vom Floß.

„Und, was ist mit dir? Kommst du mit?"

Der Affe beäugt misstrauisch dein Floß und bleibt im Sand sitzen. Probehalber machst du ein paar Schritte mit deinem Untersatz in Richtung Meer und schaust dabei den Affen an.

„Na?"

Um ehrlich zu sein, hast du den kleinen Racker ganz schön ins Herz geschlossen und hoffst darauf, dass er mitkommt, auch wenn Wasser vielleicht nicht sein natürlichstes Element ist. Erwartungsvoll schaust du ihn an, als er zögerlich den Kopf schüttelt. Als du ihn hochnehmen willst, um ihn auf deine Schulter zu setzen, weicht er zurück. Und als du einige Schritte auf ihn zumachst, stößt er kleine, protestierende Laute aus. Bestürzt schaust du ihn an.

„Ist unsere gemeinsame Reise hier etwa schon zu Ende?"

Es wundert dich nicht einmal mehr, dass der kleine Primat nickt, bevor er sich ein letztes Mal an dein Bein schmiegt und dann im Wald verschwindet. Traurig schaust du ihm hinterher. Kurz bist du versucht, ihm nachzulaufen, aber du weißt, wenn das kleine Tier nicht gefunden werden will, dann wirst du es auch nicht finden. Schweren Herzens beginnst du mit der anstrengenden Aufgabe, das Floß zum Wasser zu schieben.

Das Floß schieben

Du brauchst zwei Wasserflaschen, die du quer in jeweils eine Hand nimmst. Du stellst dich etwa schulterbreit hin. Deine Arme lässt du an deinen Seiten herabhängen. Dann führst du deine Unterarme nach oben, sodass deine Finger zu deiner Brust zeigen. Als Nächstes führst du deine Arme gestreckt nach vorne, sodass deine Ellbogen nach unten zeigen. Du winkelst die Arme wieder an und führst sie anschließend wieder nach unten.

Workout

Führe die Übung 90 Sekunden lang aus.

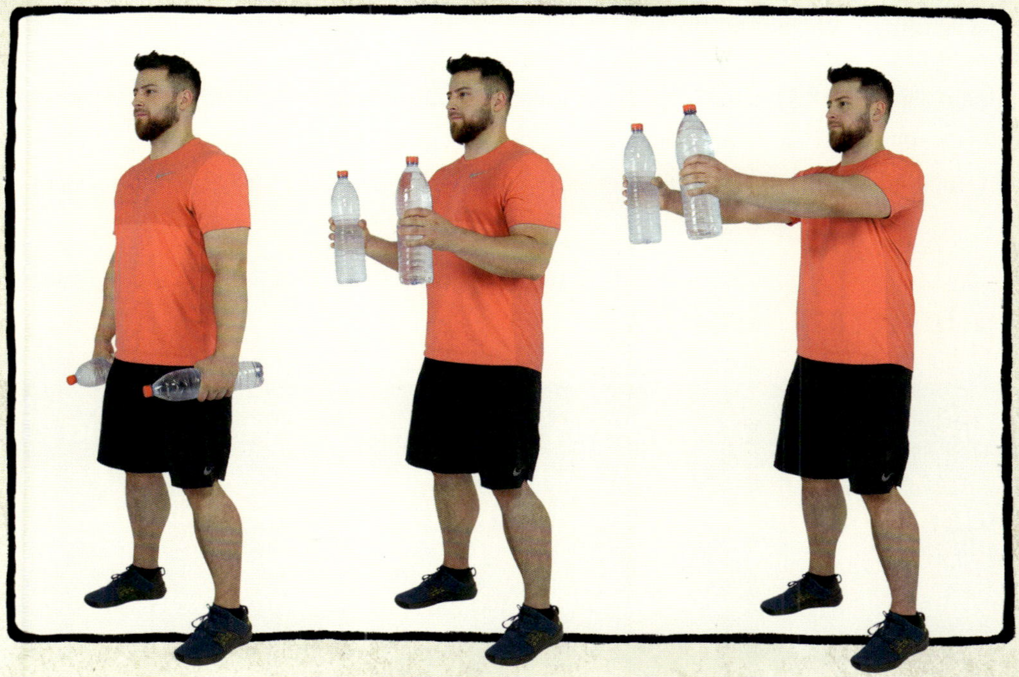

Mit angestrengten Schritten und Schweiß auf der Stirn schiebst du das Floß zum Wasser hin. Du weißt, die Überfahrt wird auf dem Floß so viel länger dauern als auf einem ordentlichen Schiff, dass du wahrscheinlich bis in die Nacht hinein wirst rudern müssen. Mit dem Handrücken wischst du dir über die Stirn und blickst auf die Wellen, die an den Strand schlagen.

Jetzt heißt es warten, weiter beobachtest du die Bewegungen des Meeres. Du weißt, du brauchst eine gute Welle, die dich auf das Meer hinausträgt. Ansonsten würdest du von der Brandung und dem Strom nur wieder an den Strand gespült werden und du weißt auch, dass das Meer eigen ist. Es ist gefangen in einem ewigen Tanz mit dem Land, in dem es versucht, das Land zu erobern. Und aus Wut, dass es das nicht kann, lässt es Schiffe sinken und erst recht ein Floß!

Und nichts fürchtet ein Seemann mehr, als zu ertrinken. Allein der Gedanke, deinen Tod in der feuchten, kalten Umarmung der See zu finden, lässt dich erschauern. Du bist noch nicht lange auf dem *Fliegenden Lamm* gefahren, aber das nasse Grab lässt seine Opfer nicht einfach so gehen, so viel weißt selbst du. Schaudernd denkst du an die eine Wasserleiche, die du mal gesehen hast.

Da! Das war die Welle. Die Augen auf den Horizont gerichtet, auf Erteras, schiebst du das Floß mit aller Kraft, so weit du kannst, ins Wasser. Leichtfüßig springst du hinauf und beginnst zu paddeln. Heimat. Das ist das Gefühl, das du spürst, mit dem Ruder in der Hand, den Kompass vor dir an einen der Holzstämme gebunden, die raue Seeluft in den Haaren, die Gischt im Gesicht. Jubelnd tauchst du das Ruder noch tiefer und hältst dich auf Kurs.

Rudern mit Drehung

Du stellst dich etwa schulterbreit hin und setzt den rechten Fuß etwas nach vorne. Dein Rücken ist gestreckt und etwas nach vorne gelehnt, während deine Knie gebeugt sind. Du hältst den rechten Arm hinter dem Rücken, den linken streckst du gerade nach unten und ballst die Hand zur Faust. Du knickst deinen linken Arm ein und führst ihn an deinem Oberkörper, den du dabei mitdrehst, nach oben. Dein Blick folgt deinem Arm. Wiederhole das Ganze auf der anderen Seite.

Workout

Führe die Übung 20-mal aus.

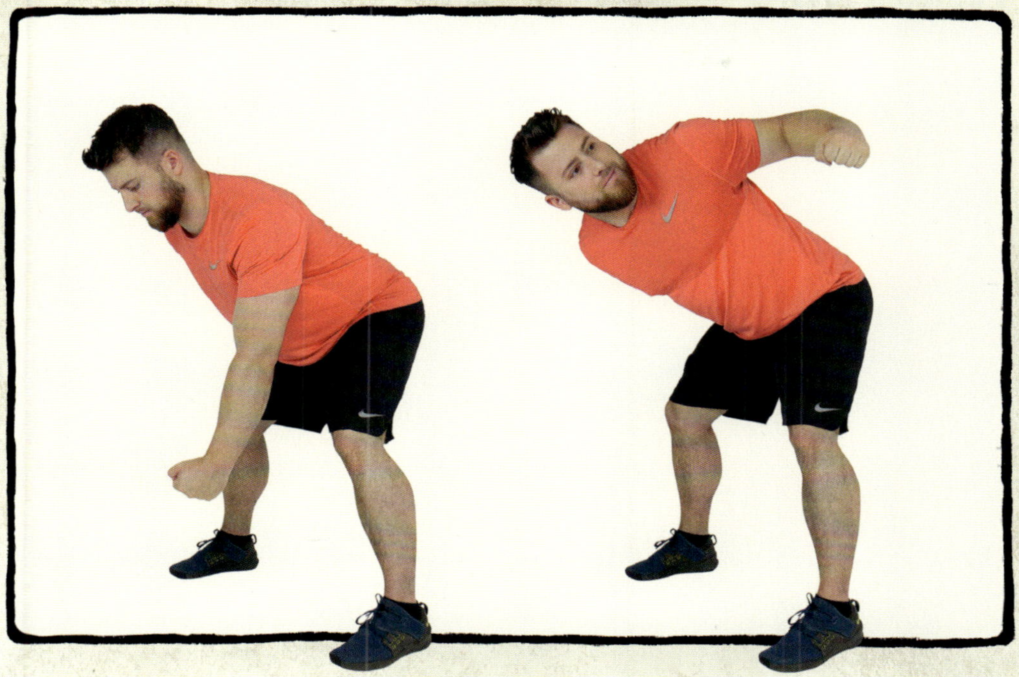

Seit Stunden bist du auf dem offenen Meer und bisher hat sich die See als gnädig erwiesen. Gleichzeitig macht dir die Ruhe Sorgen. Nicht eine einzige Welle ist zu sehen und es scheint beinahe zu still zu sein, als dass es gut sein könnte. Du hoffst, an Land zu kommen, bevor ein Sturm losbricht. Prüfend schaust du auf die Holzstämme hinunter. Bisher haben sie dir gute Dienste geleistet, aber einem Sturm würden sie auf keinen Fall standhalten. Misstrauisch blickst du auf den Horizont, an dem sich der Himmel langsam rötlich verfärbt. Schlimmer als ein Sturm wäre wohl nur ein Sturm im Dunkeln. Tapfer ruderst du weiter, immer noch in der Hoffnung, einem Unwetter entgehen zu können, als der Wind auffrischt.

Du wendest dich um und siehst, wie schnell sich Gewitterwolken am bis dahin freien Himmel auftürmen. Dunkler und dunkler wird das Gebilde, bis Blitze in der Ferne in das Meer schießen. Voller Adrenalin bewegst du deine Arme noch schneller, um dem Unvermeidlichen zu entgehen. Du weißt, dass du es nicht mehr schaffen wirst. Dafür ist das Festland zu weit entfernt und deine Arme sind von der Anstrengung zu müde.

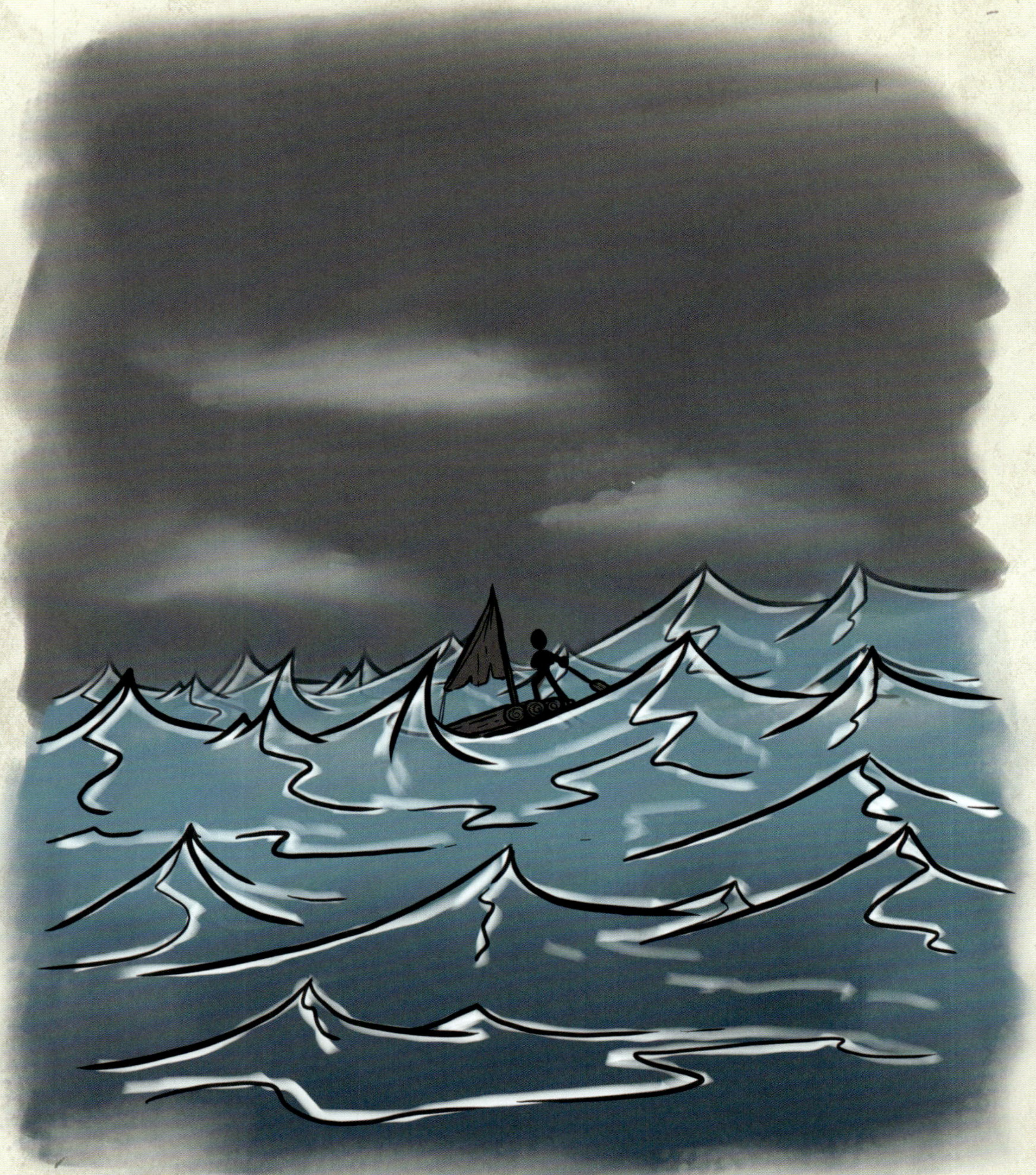

Deine Augen schließend, ergibst du dich deinem Schicksal, als die Wellen das Floß hin und her werfen und schließlich kentern lassen. Nach Luft schnappend, kämpfst du dich wieder an die Oberfläche und suchst nach dem Floß. Stockfinster ist es, nur erhellt von einigen Blitzen hier und da. Regen prasselt auf das Wasser, ein weiterer Blitz erhellt die See und lässt dich das Floß entdecken, das abtreibt. Als du darauf zu schwimmst, schluckst du mehr Wasser, als wahrscheinlich gut für dich ist. Panisch rettest du dich auf das Floß und hältst dich daran fest.

Immer weiter wirst du von Erteras weggetrieben. Welle um Welle schlägt über dir zusammen und wieder bist du unter Wasser. Das Floß gleitet durch deine Hände und panisch schlägst du um dich. Dein Kopf bricht wieder durch die Oberfläche und gierig saugst du Luft in deine Lungen. Abermals trifft dich eine Welle und du kommst wieder unter Wasser.

Hustend tauchst du auf und tatsächlich – deine Hände, die fahrig durch das Wasser wischen, schließen sich um Holz. Erschöpft wuchtest du deinen Oberkörper auf die Stämme. In einem unwichtigen Teil deines Gehirns bist du erstaunt, dass die Lianen noch halten, doch die Angst füllt sofort wieder deinen gesamten Kopf. Kälte kriecht in deine Gliedmaßen und dein Körper wird vom Wasser herumgeschleudert und vom Floß gezerrt. Immer wieder findest du das Floß und krallst dich daran fest, deine Lungen brennen und das Atmen wird mit jedem Mal, das du unter Wasser tauchst, schwerer.

Bangend betest du zu jeder Gottheit, die du kennst, dass du heil hier rauskommst. Als du das nächste Mal wieder auftauchst, korrigierst du dich, mittlerweile spielt es keine Rolle mehr, wie du hier rauskommst, Hauptsache lebendig. Du siehst nichts, fühlst wegen der Kälte nichts mehr. Deine Hände werden vom langen Festhalten schon taub und panisch realisierst du, dass sie immer öfter von den Stämmen abrutschen und es immer schwerer wird, wieder zuzugreifen.

Nach einer schier endlosen Tortur flaut der Wind ab. Die Wellen lassen nach und dich auf dem Floß, unglaublich erschöpft und halb ertrunken. Während sich die Sonne wieder am Horizont zeigt, driftest du in einen tiefen Schlaf.

Keuchend und mit weit aufgerissenen Augen wachst du auf, als du das Geräusch von brechenden Wellen hörst. In deinem Kopf spielt sich die gestrige Nacht wieder ab. Du kannst kaum atmen und fängst an, zu husten, als ob du noch Wasser in den Lungen hättest. Nur langsam dringt die Realität in dein Bewusstsein. Du bist den Fluten entkommen. Deine Hände fahren zitternd durch den Sand, der dich umgibt. Deine Haut fühlt sich gespannt an und als du mit einem Finger darüberfährst, bleibt Salz daran hängen. Tränen steigen dir in die Augen und du musst dich kurz sammeln. Du hast überlebt.

6
Hoffnung

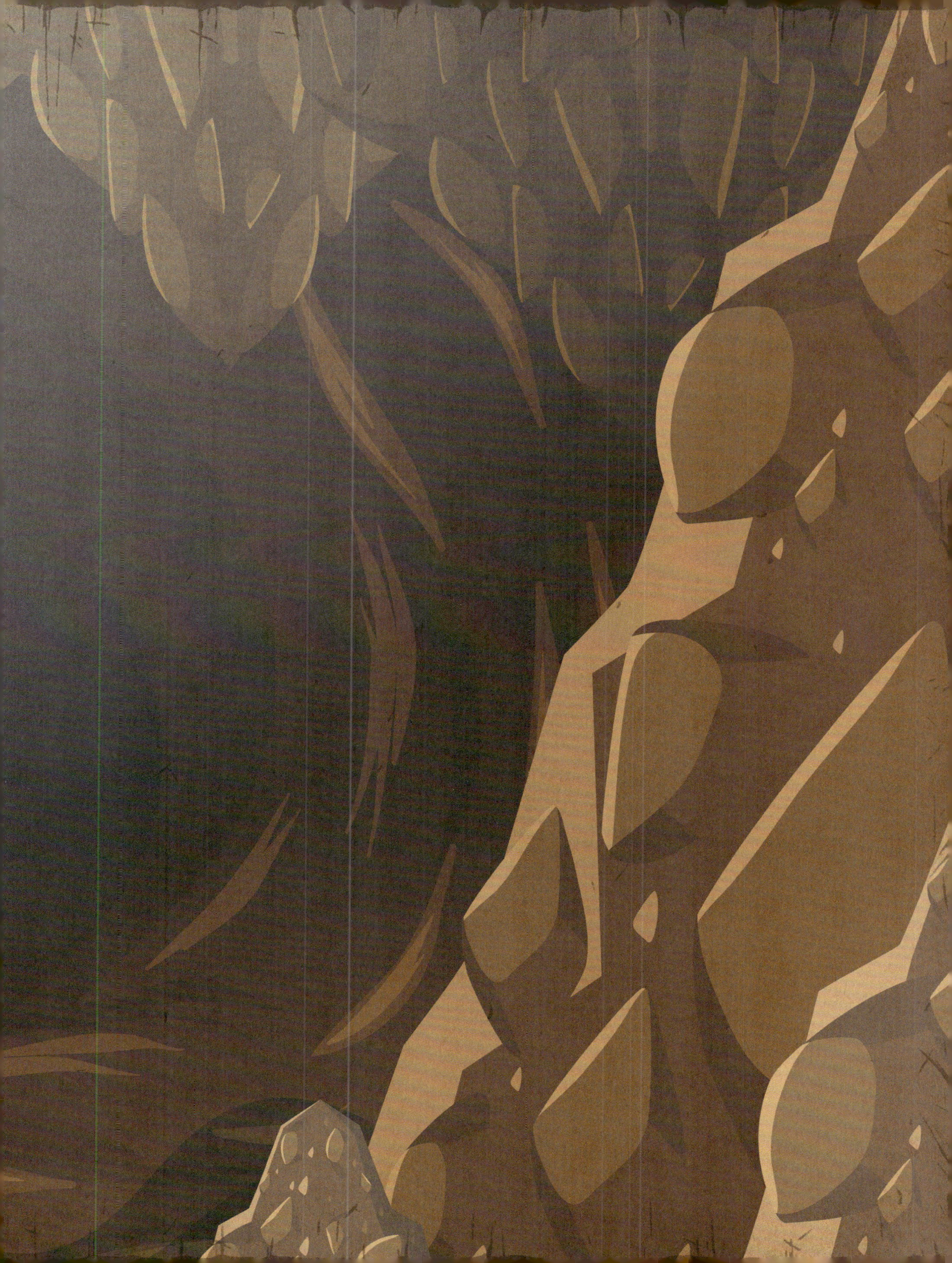

Hoffnung

Du bist umgeben von Sand und ... Felsen. Und du bist immer noch auf dieser vermaledeiten Insel! Dein Blick wandert höher und höher, doch die Klippen, die den kleinen Sandstreifen umgeben, auf dem du liegst, sind zu hoch, um sie zu erklimmen. Schwarze Überhänge versperren dir die Sicht nach ganz oben.

Als du dem Sandstreifen bis zu seinen Enden folgst, bemerkst du, dass du hier eingesperrt bist und zu allem Überfluss entdeckst du noch dein Floß. Zerbrochen und zerschmettert an den schroffen Felsen, die die Bucht umgeben.

Erleichtert blickst du auf deine heilen Gliedmaßen. Du hättest genau wie dein Floß enden können, doch das Schicksal hatte wohl andere Pläne mit dir. Und die können unmöglich sein, dich nun hier an einem Strand ohne Ausweg zurückzulassen.

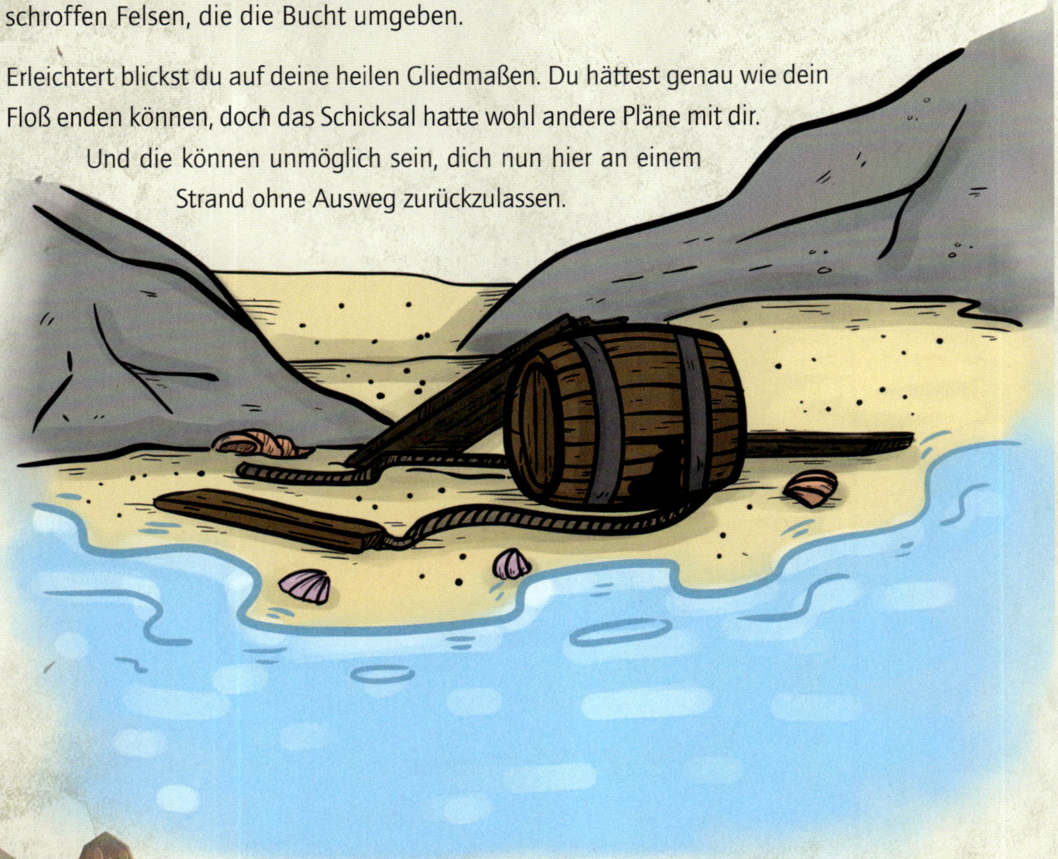

Akribisch suchst du die gesamte Bucht ab und findest eine niedrige Tür in der Felswand. Sie verschwindet beinahe, so sehr ähnelt ihr Anstrich dem rauen Felsen. Du konntest sie nur entdecken, weil der Türknauf im Sonnenlicht schimmert. Zitternd streckst du deine Hand aus und drehst den Knauf. Mit einem befriedigenden Klacken entriegelt sich das Schloss und die Tür lässt sich aufschieben.

Als du eintrittst, musst du für einen Moment stehen bleiben. Ungläubig blickst du durch die Tür auf den Strand hinaus und dann wieder nach vorne in die Höhle. Nicht in ein schmutziges, nasses Loch, in das die Enden von irgendwelchen Würmern herabbaumelten und das nach Schlamm und Moder roch.

Nein, vor dir erstreckt sich eine Höhle, die wohl dem prächtigsten Palast Konkurrenz gemacht hätte. Der Boden, ausgelegt mit dicken Teppichen und die Wände behängt mit Bildern und Stickereien. Gemütliche Kissen liegen auf dem Boden und laden zum Verweilen ein. Von der Decke hängen Kerzenleuchter, die ein warmes Licht verströmen. Hinten an der Wand brennt ein einladendes Feuer in einem Kamin, der beinahe die Hälfte der Höhle einnimmt. Und mittendrin schlängelt sich eine kunstvoll verzierte Wendeltreppe nach oben.

„WER bist du?!"

Eine Stimme schreckt dich aus deiner ehrfürchtigen Betrachtung. Deine Augen schwirren umher, nach dem Ursprung der Stimme suchend. Aber du wirst nicht fündig.

Erneut erklingt der tiefe Bass: „Was machst du in meinem Haus? Du gehörst hier nicht hin! Die Tür muss zu – die Tür muss zu!"

Schnell schließt du die Tür, bevor du das Wesen auf der Treppe entdeckst. Es ist gehüllt in einen Bademantel, soweit du das beurteilen kannst, und trägt einen beachtlichen Bauch vor sich her. Seine kleinen O-Beine enden in winzigen Füßen, die in rosa Plüschpantoffeln stecken. Als du deinen Blick nach oben gleiten lässt, fällt dir sofort das Monokel auf, das in einem Auge klemmt, in einem Gesicht, das Ähnlichkeit mit einer Echse aufweist und von dem du nicht sagen kannst, ob es jung oder alt ist.

Ein bisschen perplex lässt du dich weiter anbrüllen, während du den Teppich mit Sand berieselst. Irgendwann zuckst du zusammen und bewegst dich unmerklich wieder zurück zur Tür.

Das Wesen folgt dir und wirft die Tür hinter dir zu, als du auf den Strand flüchtest.

Immer noch baff stehst du eine ganze Weile da und starrst in die Leere. Was war das denn?, denkst du und lachst ungläubig auf. In Gedanken an Borodab fragst du dich, was genau das für ein Experiment gewesen sein sollte. Aber auch nach einigen weiteren Stunden des Suchens findest du keinen anderen Weg. Zähneknirschend trittst du wieder an die Tür, um zu klopfen.

Von drinnen ertönt es „Verschwinde!" Unsicher bleibst du stehen und überlegst, was du machen sollst. Die Wendeltreppe in der Wohnung könnte nämlich tatsächlich nach draußen führen. Mit dem Blick auf die untergehende Sonne fasst du den Entschluss, dich in der Nacht in die Behausung des Wesens zu schleichen, um nach oben zu kommen. Keinesfalls willst du dich dem Bewohner wieder stellen oder ihn, deine Götter mögen es verhüten, stören. Ohren können deiner Meinung nach nur bestimmte Lautstärken aushalten ...

Du machst es dir auf dem Sand gemütlich und beobachtest, wie Nebel über dem Meer aufzieht und langsam die Sicht auf den Ozean nimmt.

Als der Mond hoch am Himmel steht, machst du dich wieder auf den Weg zur Felswand. Du fühlst dich schlecht, dass du einfach in das Haus eines Fremden eindringst, aber dann denkst du an die Chinchillas und deine armen Ohren und schaust wieder nach vorne.

Vorsichtig stößt du die Tür auf und bemerkst erleichtert, dass das Licht erloschen ist. Nur die glimmenden Kohlen im Kamin verhindern die totale Finsternis. Auf Zehenspitzen durchquerst du den Raum, auf dem Weg zur Treppe. Dankbar stellst du fest, dass der Teppich deine Schritte dämpft und du somit beinahe lautlos an den Stufen ankommst. Ganz leise ergreifst du das Geländer und setzt den ersten Schritt. Atemlos hältst du die Luft an, als ein kleines Knarzen zu hören ist.

Die Augen fest zusammengekniffen, lauschst du auf die Ankunft des Bewohners, doch es dröhnt nur ein lautes Schnarchen durch die Hallen, bevor es wieder still wird. Langsam lässt du die angehaltene Luft wieder hinausströmen und meisterst die nächsten Stufen. Immer weiter arbeitest du dich nach oben und dann ... du stockst. Auf dem Treppenabsatz steht ein abgenutzter Ohrensessel und darin schläft das Wesen, vor dem du heute Vormittag geflüchtet bist.

Ein ohrenbetäubendes Schnarchen hallt die Treppe hinunter und du zuckst angstvoll zusammen. Wie oft bist du wohl von deinem eigenen Schnarchen erschreckt aufgewacht? Zu häufig, beschließt du. Die Augen die ganze Zeit auf den Sessel gerichtet, schleichst du dich an der Wand im großen Bogen an dem Wesen vorbei.

Als du beinahe auf der anderen Seite angelangt bist, kannst du die Freiheit schon riechen und streckst deine Hand aus und setzt einen der letzten Schritte und ... die Diele knarzt.

Erschrocken beobachtest du, wie das Wesen schnarcht. Wie das Schnarchen kurz stockt. Wie das Wesen anfängt, sich zu bewegen. Wie es die Augen aufschlägt. Einen bitterbösen Blick im Gesicht. Unbemerkt bewegst du dich zu einem der Vorhänge, die die Felswand verdecken, und hebst den Stoff leicht an. Leise duckst du dich darunter und lässt den Stoff wieder an seinen Platz fallen. Dein Warten dehnt sich aus. Unruhig hörst du, wie der Bewohner aufsteht und beginnt, im Raum Dinge anzuheben und gleich wieder hinzustellen. Dann hörst du, wie nacheinander die Schranktüren geöffnet werden. Deine Atmung wird immer flacher. Nur eine kleine Bewegung und du könntest entdeckt werden.

Du versuchst, das Wesen mit Gedankenkraft dazu zu bringen, den Raum zu verlassen, aber keine Chance. Du musst ein Zusammenzucken unterdrücken, als du hörst, wie Möbel umgestoßen werden. Die Stille danach hallt in deinen Ohren nach. Quälend lange Momente harrst du hinter dem Vorhang aus.

Mittlerweile wird die Luft immer stickiger und es fällt dir immer schwerer, ruhig zu bleiben. Ein Schnarchen ist dein Zeichen. Vorsichtig tastest du dich aus der Dunkelheit des Vorhangs wieder hervor und stehst dem Bewohner der Höhle genau gegenüber.

Seine Augen werden erst so groß, dass sie fast aus ihren Höhlen treten, dann geht sein Mund auf, die Augen ziehen sich wieder zusammen, während das Gesicht rot anläuft. Als sich auch noch die Stirn runzelt, hältst du dir schon einmal vorsichtshalber die Ohren zu, doch genau dies scheint das Wesen über eine Wutgrenze zu stoßen. Mit einem markerschütternden Kreischen stürzt es sich auf dich.

„Du hast meine Ruhe gestört!"

Boss: Das Gewohnheitstier

Jack Knife

Du legst dich auf den Rücken und streckst dabei Arme und Beine gerade aus. Beide befinden sich in der Luft. Nun klappst du deine Beine nach oben und ziehst deinen Oberkörper mit gestreckten Armen zu deinen Füßen hoch. Diese Position hältst du für zwei Sekunden und bewegst dich dann in die Ausgangsposition zurück. Wichtig ist, dass deine Arme und Beine bei der Übung gestreckt bleiben und den Boden nicht berühren.

Workout

35 Jumping Jacks
15 Ausfallschritte
10 Jack Knifes

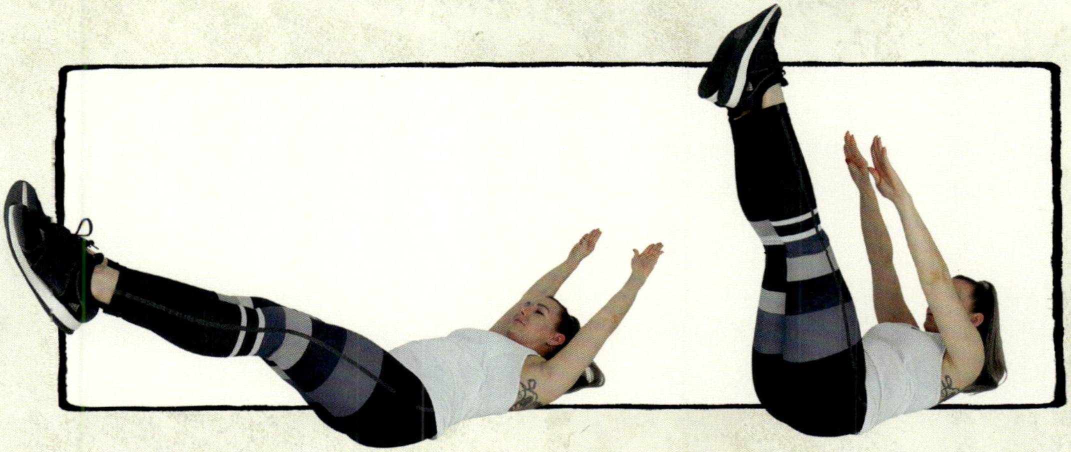

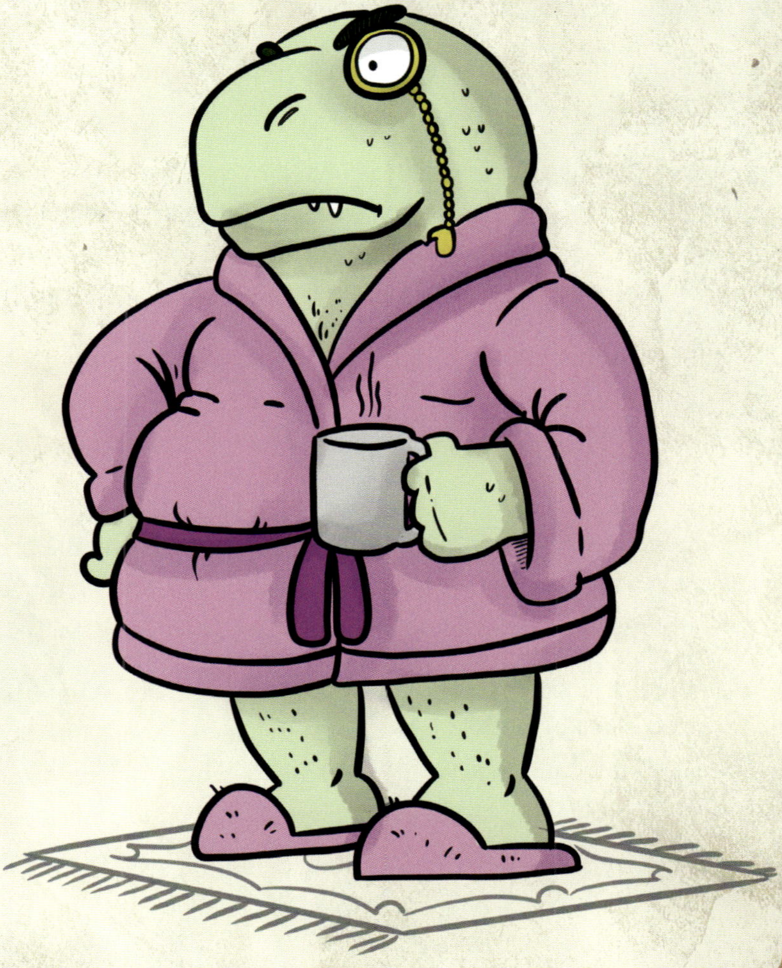

Du wehrst das Wesen erfolgreich ab. Bei dem Versuch, dich zu ergreifen, fällt es unglücklich. Das ist deine Chance ... Ohne einen Blick zurück zu werfen, fliehst du Hals über Kopf vor dem bewusstlosen Wesen. Bloß weg! Schnelle Blicke nach links und rechts führen dich zu einer weiteren Treppe, die nach oben führt. Schon bald siehst du einen leichten Schimmer, der nur vom Mond kommen kann, und riechst wieder frische Luft.

Als du oben angelangt bist, ist dir schwindelig vom abklingenden Adrenalinschub. Zitternd stützt du deine Hände auf die Knie und versuchst, dich zu beruhigen. Immer wieder blitzen kurze Bilder des Gewohnheitstiers hinter deinen geschlossenen Lidern auf. Du denkst daran, wie es sein muss, aufzuwachen, nachdem man in seinem eigenen Heim gefallen und ohnmächtig geworden ist. Schließlich war es nur das gewesen: die Verteidigung des eigenen Heims. Schuldbewusst wirfst du einen Blick zurück auf die Treppe.

Irgendwie versuchst du, dich vor dir selbst zu rechtfertigen, und du merkst, wie fad deine Ausreden klingen.

Eine kurze Erinnerung an die Schlange lässt dich aus deinen kreisenden Gedanken auffahren. In einem boshaften Teil deines Gehirns überlegst du, dass du dort keine Hemmungen hattest, einem anderen Lebewesen wehzutun. Aber es war auch eine Entscheidung zwischen Fressen oder Gefressenwerden. Und was sollte mit den Chinchillas passieren? Aber ...

Du merkst, dass du dich wieder auf das Gedankenkarussell begibst. Und noch dazu hörst du immer noch ein leises Winseln und zwischendurch ein Klingeln in den Ohren von dem markerschütternden Angriffsschrei des Gewohnheitstiers. Erschöpft reibst du dir die Augen. Weiter. Du musst weiter.

Müde und mittlerweile nicht nur an deinen körperlichen Grenzen angelangt, setzt du einen Schritt vor den anderen. Immer weiter wanderst du durch die Nacht. Schreitest langsam, aber kontinuierlich bald auch deiner Heimat entgegen ... und dem Chaos, das dort auf dich wartet.

Als deine Schritte immer langsamer werden, kannst du dich schon beinahe nicht mehr gegen die Müdigkeit wehren. Während die ersten Strahlen der Sonne das dichte Laub durchbrechen, fallen deine Augen immer wieder zu. Erschöpft schaust du nach hinten, fast schon in der Erwartung, rosa Hausschuhe zu sehen, aber tatsächlich folgt dir niemand. Paranoid, wie du inzwischen bist, nach der langen Nacht, die du hattest, kletterst du auf einen Baum und fällst schnell in einen glücklicherweise traumlosen Schlummer, begleitet von dem Gewinsel, das auf der Insel immer wieder zu hören ist.

Als du dich im Schlaf umdrehst, fällst du mit dem Po voran vom Baum und hörst kurz ein Gegacker aus den Baumwipfeln. Wütend reibst du dir das Steißbein und den Schlafsand aus den Augen und stehst wieder auf. Mittlerweile ist der Dschungel wieder erleuchtet und die Sonne wirft, gefiltert vom Laub, ein surreales grünes Licht auf den Boden.

Mit einem Seufzen machst du dich wieder auf den Weg. Du hast Muskelkater von gestern und noch immer ein leicht schlechtes Gewissen. In der Ferne hörst du wieder das unheimliche Gewinsel und schaust dich alarmiert um. Du weißt immer noch nicht, wer oder was dieses seltsame Geräusch erzeugt, nur, dass es eindeutig auf die Dauer an den Nerven zerrt.

Den Kopf immer noch zur Seite gewendet, spürst du bei deinen nächsten Schritten auf den Blättern, dass darunter keine Erde ist. Zum zweiten Mal an diesem Morgen stürzt du hinab. Dieses Mal anscheinend in eine Fallgrube. Erstaunt, dass du auf deinen Füßen gelandet bist, statt wie sonst auf deinem Allerwertesten, tastest du die feuchte Erde ab, die dich umgibt. Wer zur Hölle sollte hier eine Fallgrube bauen?

Das Gewohnheitstier kommt dir in den Sinn und ungläubig schaust du zum Rand des Lochs. Sollte das Gewohnheitstier tatsächlich sein Heim so sehr schützen wollen? Mit Fallgruben?

Aber wie dem auch sei, rauskommen musst du trotzdem, wer auch immer die Falle gestellt hat. Du stützt deine Hände auf den Rand und drückst dich nach oben, um über den Rand des Lochs schauen zu können und vielleicht einen Ausweg zu finden.

Wadenheben

Hole dir einen Stuhl als Unterstützung, falls nötig.
Du stellst dich schulterbreit hinter die Lehne des Stuhls und hältst dich fest, um das Gleichgewicht zu halten. Du hebst ein Bein an, sodass es im rechten Winkel in der Luft ist. Du drückst dich auf den Fußballen und hältst diese Position für etwa zwei Sekunden. Du senkst dich wieder ab und wiederholst das Ganze mit dem anderen Bein.

Workout

Führe die Übung 10-mal pro Seite aus.

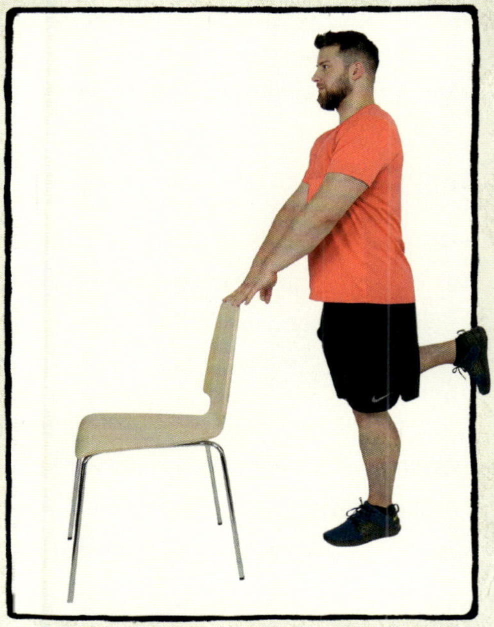
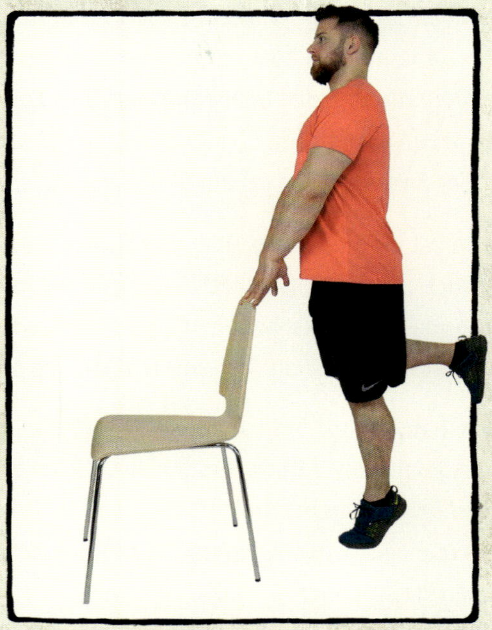
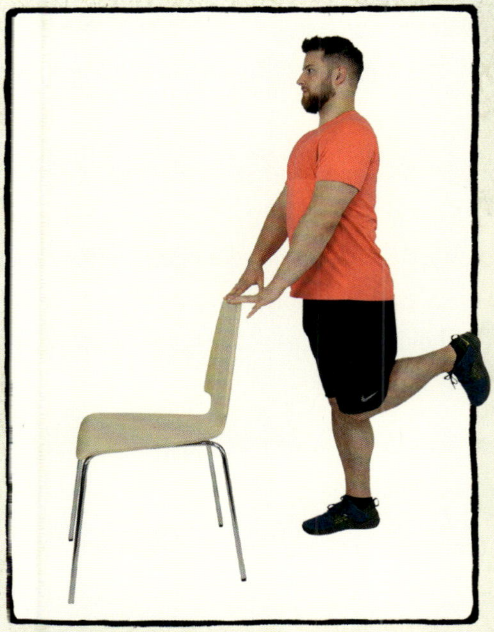
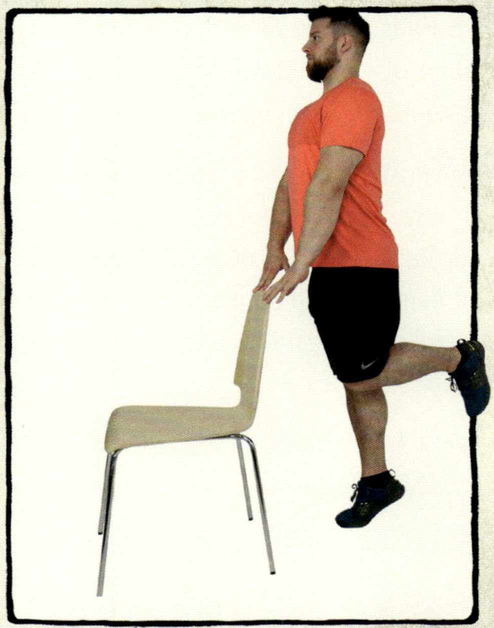

Nachdem du einige Male über den Rand in alle möglichen Richtungen gespäht hast, fällt dir eine Liane auf, die kurz vor dir über dem Boden hängt. Mit mehrmaligem Springen kannst du sie greifen und ziehst dich daran aus dem Loch. Auf dem Rand sitzend, schaust du verdutzt auf den Weg vor dir. Kurz überlegst du, ob du schon Halluzinationen hast, denn vor dir sitzt dein kleiner Begleiter, den du am Strand zurücklassen musstest.

Du reibst dir die Augen, aber tatsächlich, es ist dein kleiner Affe, der da sitzt und jetzt fröhlich auf dich zuspringt. Glücklich, wenigstens ein freundliches Gesicht zu sehen, schließt du ihn in die Arme. Du merkst sogar, wie dir ein paar Tränen in die Augen steigen und musst sie schnell wegblinzeln, bevor du dich vor dem kleinen Tier blamierst.

„Was hab ich nur ohne dich gemacht?", meinst du zu dem Kleinen, der es sich sofort mit vor Stolz geschwellter Brust auf deiner Schulter bequem macht. Erleichtert, dass es dem Affen anscheinend gut geht, streichelst du einige Male über sein gemustertes Fell. Dabei fällt dir auf, dass er eine andere Fliege trägt. Statt der alten schwarzen ist jetzt eine grün karierte Fliege um seinen Hals gebunden.

Eitel streicht er sich darüber, als du einen bewundernden Kommentar abgibst. So langsam glaubst du, dass Borodab hier nicht nur böse Experimente durchgeführt hat. Denn dein Weggefährte ist eindeutig kein normales Tier! Und auch, wenn er manchmal ein wenig feige sein mag, so ist er doch keinesfalls böse.

Mit dem Affen kommt auch eindeutig deine Motivation wieder und so machst du dich auf den Weg, während du dem Kleinen von deinen Erlebnissen berichtest, seit ihr euch getrennt habt. Kurz bist du in Versuchung, ihn auch nach seinen Abenteuern zu fragen, aber dann denkst du daran, dass das vielleicht nicht ganz zu einer Unterhaltung führen würde. Aus der Ferne hörst du wieder das Winseln und dir scheint, als ob es tatsächlich lauter ist, als an diesem Morgen.

Immer wieder schaust du dich nach der Quelle um, aber der Affe scheint nicht beunruhigt zu sein und du kannst sowieso nicht sehr weit in den Dschungel gucken. Also gehst du stur weiter.

Als das Gewinsel irgendwann verstummt, bist du bestimmt schon einige Stunden unterwegs. Deine Füße tun mittlerweile weh und der Affe ist mal wieder eingeschlafen. Lächelnd blickst du auf ihn hinunter und freust dich, ihn wieder bei dir zu haben. Grinsend flüsterst du: „Käpt'n Langstrumpf!"

Der Affe zuckt im Schlaf zusammen, was dich laut auflachen lässt. Empört regt sich dein kleiner Gefährte auf deiner Schulter. Kichernd gehst du weiter bergauf. Je weiter du nach oben kommst, desto kühler wird es auch. Deine Klamotten, die zuvor verschwitzt an dir geklebt haben, werden immer kälter. Unwillkürlich fängst du an zu zittern und reibst dir die Oberarme. Während du deinen Weg fortsetzt, lichten sich die Bäume und machen kniehohem Gebüsch Platz. Erfreut stellst du fest, dass an einigen der Büsche Beeren hängen und hungrig machst du dich über sie her.

Als du dich wieder dem Weg zuwendest, siehst du in der Ferne ein hohes Backsteingebäude. Unentschlossen blickst du hinüber, abwägend. Einerseits besteht eine gute Möglichkeit, dass du in dem Turm etwas findest, was dir bei der Überfahrt helfen könnte, andererseits besteht genauso gut die Chance darauf, Borodab zu treffen.

Du schaust auf den Affen hinunter, der bestimmt die risikoarme Variante wählen würde, wenn er wach wäre. Die, in dem ihr nicht in einen Turm mit einem eventuell bösen Magier hineinwandert. Die, in dem ihr nicht schon wieder in ein Haus einbrecht. Na ja, nicht unbedingt ihr. Eher du. Die, in dem du schon wieder in ein Haus einbrichst. Und gleichzeitig einen unschuldigen Affen zum Komplizen machst ...

Du blickst auf den immer noch schlafenden Primaten, atmest tief durch und gehst auf den Turm zu. Je näher du kommst, desto mehr Einzelheiten kannst du an dem Konstrukt ausmachen. Der Turm sieht beinahe krank aus. Überall wölben sich Beulen aus der Außenwand des Turms, Ziegelsteine stehen wie Pickel aus der glatten Oberfläche. Erst auf den zweiten Blick fallen dir die vielen kleinen Löcher auf, wie sie auch in der Wand der Höhle hinter dem Wasserfall waren.

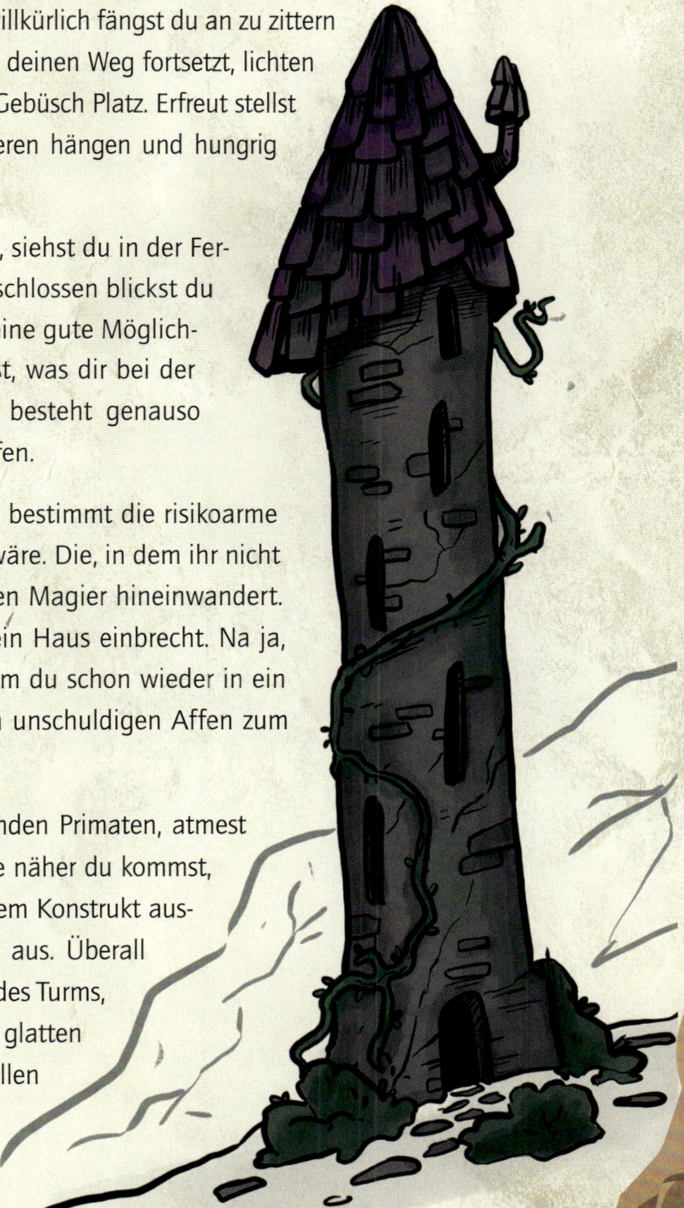

Mit bedächtigen Schritten bewegst du dich zu der Tür, die du gerade entdeckt hast. Du gehst die zwei Stufen hinauf und drückst die Klinke hinunter. Die Tür öffnet sich quietschend. Vorsichtig schiebst du einen Fuß nach dem anderen in den im Dunkeln liegenden Raum. Ein muffiger Geruch steigt dir entgegen, es riecht fast so, als ob diese Tür schon seit Langem nicht mehr geöffnet wurde. Behutsam drückst du die Tür wieder zu, um keine Aufmerksamkeit zu erregen, falls doch jemand in dem Turm hausen sollte.

Nur beleuchtet von den kleinen Löchern in den Wänden, bewegst du dich durch den Raum. Fast die gesamte Rückseite ist eingenommen von Bücherregalen. Dich beschleicht das unheimliche Gefühl, dass mehr in diesem Raum drinsteht, als, objektiv betrachtet, hineinpassen sollte. Immer wieder schaust du nach oben, in der Erwartung, etwas zu hören. Doch eine unwirkliche Stille hat sich über das Gebäude gelegt. Nicht einmal mehr das Winseln kannst du hören. Nur deine Schritte erzeugen ein dumpfes Geräusch auf den Dielen.

Schließlich bist du an den Bücherregalen angelangt und betrachtest sie neugierig. Viele der Buchrücken tragen Titel in kryptischen Symbolen, nicht lesbaren Sprachen oder vielleicht auch nicht mehr lesbaren Sprachen. Doch einige wenige kannst du entziffern, wenn du dich ein wenig anstrengst. Du liest Namen wie *Verwandlungsmagie 4.0*, *Wie bringe ich Tiere zum Fliegen?* und *Intelligenz verleihen für Dummies*. Erneut schaust du dich um. Ob dies wohl Borodabs Experimentierstube war?

Doch du siehst keine Käfige wie in der Höhle, geschweige denn böse Chinchillas. Weiter schaust du dich um und gehst leise die Treppe hinauf. Der Affe wacht immer noch nicht auf. Selbst als du ihn schüttelst, schlägt er nicht seine Augen auf oder beschwert sich in seiner typischen Weise. Mittlerweile macht du dir Sorgen um den kleinen Affen, was, wenn er nicht wieder aufwachen sollte? Andererseits, versuchst du dich zu beruhigen, weißt du auch nicht, was er in der Zeit ohne dich gemacht hat. Vielleicht ist er einfach nur vollkommen erschöpft.

Mit diesen Gedanken im Hinterkopf steigst du weiter die Stufen hinauf in ein Zimmer, das aussieht wie ein Alchemielabor. Immer noch siehst du keine Käfige, dafür aber Flaschen über Flaschen mit unterschiedlichsten Flüssigkeiten. Überall stehen Ampullen mit handgeschriebenen Beschriftungen. Auf einem Tisch in der Mitte steht ein Dreifuß und eine Art Hexenkessel. Du wagst es gar nicht, dich dem Kessel zu nähern. Man mag dich abergläubisch nennen, doch wer weiß, in was du dich verwandeln könntest, wenn du den Utensilien zu nahe kommst.

Stattdessen betrachtest du die Gefäße an der Wand. Mit einem Schaudern stellst du fest, dass in ein paar der Glasgefäße sogar irgendwelche Körperteile schwimmen. In einem von ihnen meinst du, sogar ein menschliches Gehirn zu sehen.

Andere Behältnisse sind beschriftet mit magischen Begriffen, wie *Einhornhaar* oder *Mantikorauge*, wieder andere mit ganz normalen Zutaten. So findest du unter anderem Petersilie und Rosmarin.

Verwirrt schaust du dich weiter um. Hier muss es doch irgendwo etwas geben, was dir entweder bei der Flucht von der Insel helfen könnte oder aber, kommt dir plötzlich der Gedanke, etwas, das gegen die Chinchillas helfen könnte. Schließlich weißt du noch immer nicht, wie es Rühmlich gelungen ist, die Monster in das Schiff zu treiben. Vielleicht kannst du ja sogar herausfinden, warum die Chinchillas wieder aufs Festland von Erteras gekommen sind.

Akribisch suchst du den Raum weiter durch, bis du auf eine Tinktur stößt, die den ominösen Titel *Chilla-Cocktail* trägt. Lange hältst du sie in der Hand, ob dies wohl das Mittel ist, mit dem die Chinchillas mutiert sind? Waren sie also tatsächlich noch, bevor sie in Erteras vor Jahren eingefallen sind, auf dieser Insel? Von Borodab vielleicht sogar mutiert?

Du schlägst das Fläschchen in ein Tuch, steckst es ein und suchst weiter. Als du sicher bist, dass in diesem Raum nichts mehr zu finden ist, steigst du die nächste Stiege hinauf. Als du oben angekommen bist, schaust du dich unbehaglich um. Du hast anscheinend Borodabs Wohnung gefunden. Ein spartanisch eingerichtetes Schlaf- und Wohnzimmer empfängt dich. Nicht gerade einladend. Nirgendwo siehst du einen persönlichen Anstrich oder auch nur ein Bild, was auf einen Bewohner schließen ließe.

Ganz anders als in deiner Kajüte. Mit sehnsüchtigem Lächeln erinnerst du dich an das kleine Bild eines Schiffs, das dir deine kleine Schwester geschenkt hat, als du zum ersten Mal angeheuert hast und an die vielen kleinen Muscheln, die du an den Häfen und Stränden gesammelt hast, an denen ihr gelandet seid. Und natürlich die geheime Truhe unter deiner Hängematte für deinen Beuteanteil. Es ist eine kleine Truhe, musst du dir gestehen, aber du weißt, je länger du an Bord des *Fliegenden Lamms* sein wirst, desto größer wird auch dein Beuteanteil werden. Du schüttelst den Kopf, ob du überhaupt noch auf dem *Fliegenden Lamm* arbeitest, wenn das hier alles vorbei ist?

Schließlich hat Snöreslecker dich hier sitzen gelassen. Und dann denkst du darüber nach, ob du unter deinem feigen Käpt'n überhaupt noch fahren willst.

Du schüttelst erneut den Kopf, um diese unliebsamen Gedanken zu vertreiben. Mit ihnen kannst du dich auch noch auseinandersetzen, wenn du wieder in deiner Heimat bist. Zunächst kannst du dich mit deiner Suche ablenken.

Die Spinnenweben, die überall hängen, lassen den Raum verlassen erscheinen und als du mit dem Finger über den Schreibtisch fährst, wird dir klar, dass hier tatsächlich länger niemand gewesen ist. Auch die Bettdecke ist schon seit langer Zeit nicht mehr aufgeschlagen worden. Du legst den kleinen Affen in das Bett, damit er nicht im Schlaf von deiner Schulter fällt, während du das Zimmer durchsuchst. In kaum einer Schublade findest du etwas. Die meisten sind leer. Komisch, denkst du.

Als du den Kleiderschrank aufreißt, kommt dir ein Schwarm Motten entgegen. Aggressiv fliegen sie auf dich zu. Schnell duckst du dich, um ihnen auszuweichen.

Ducken

Du stellst dich etwas mehr als hüftbreit hin und streckst deine Arme nach rechts und links aus. Nun beugst du dich mit geradem Rücken zu deiner linken Seite und führst deinen rechten Arm zu deinem rechten Fuß. Deinen linken Arm streckst du dabei in die Höhe. Als nächstes gehst du in die Ausgangsposition zurück und wiederholst die Übung auf der anderen Seite. Achte unbedingt darauf, dass dein Rücken die ganze Zeit gestreckt ist.

Workout

Führe die Übung 120 Sekunden lang aus.

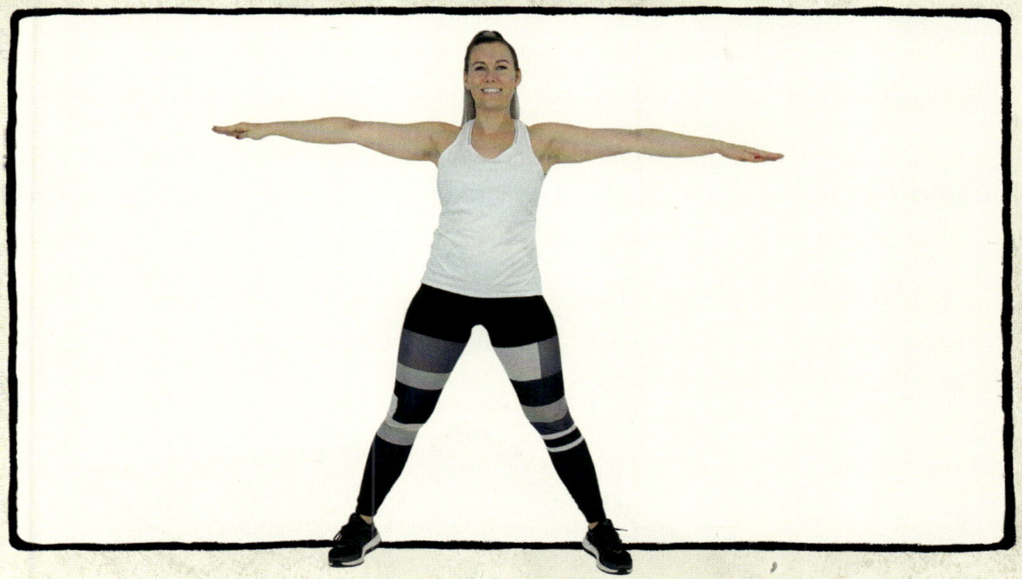

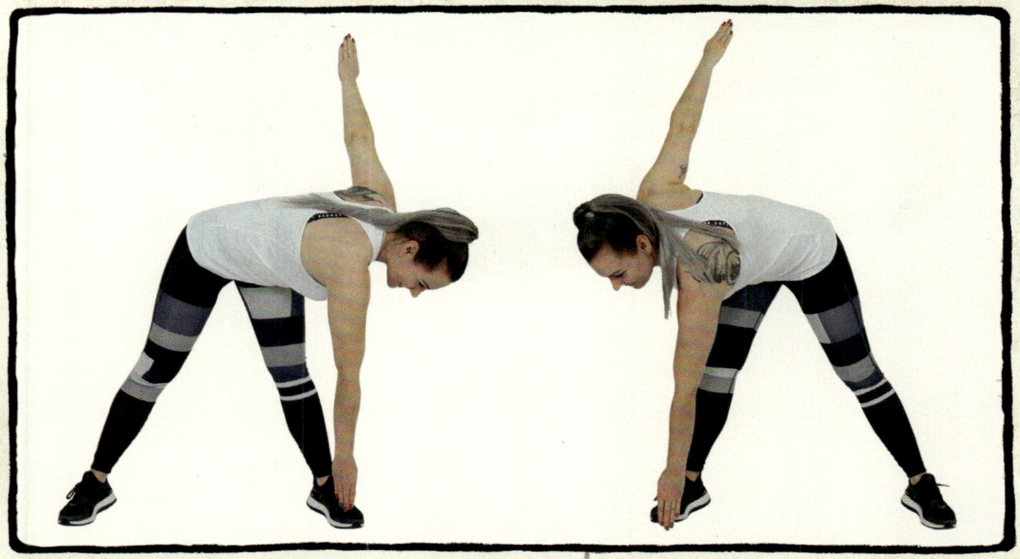

Endlich haben die Motten einen Weg nach draußen gefunden und die kleine Armee an Tieren ist verschwunden. Ein schneller Blick zum Bett hinüber verrät dir, dass dein Gefährte die ganze Aufregung verschlafen hat. Du verdrehst die Augen und betrachtest den Kleiderschrank.

„Komisch", murmelst du. Kein einziger der ordentlich aufgereihten Bügel ist leer. Wo Borodab wohl hin sein könnte? Langsam beschleicht dich das Gefühl, dass Borodab vielleicht genau wie dein feiger Käpt'n Hals über Kopf verschwunden ist.

Als du den Affen wieder hochnehmen willst, um nach weiteren Räumen zu suchen – du kannst dir nämlich nicht vorstellen, dass ein Turm wie dieser keinen Keller haben sollte –, ertastest du unter dem Kopfkissen eine Art Notizbuch.

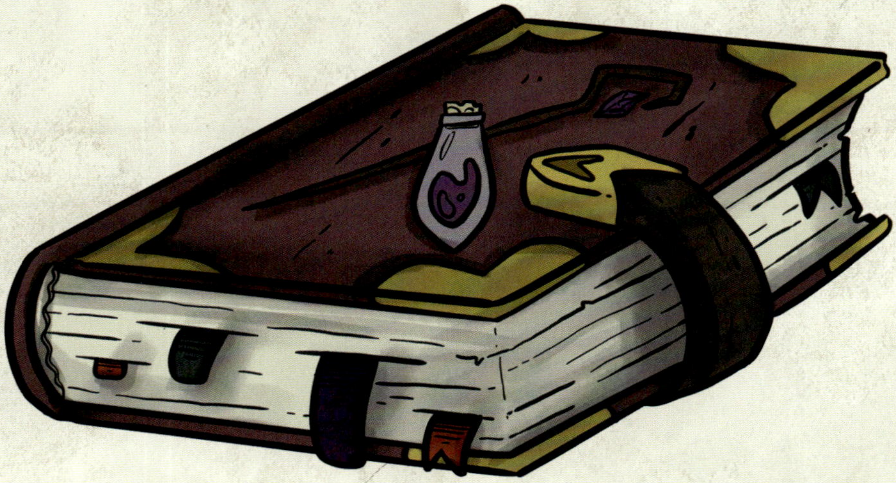

Es ist alt und vergilbt und die Schrift ist an vielen Stellen nicht mehr zu lesen, doch einige Satzfetzen kannst du noch ausmachen. So steht auf einer der letzten Seiten, die du zufällig aufschlägst:

„... Experimente ... erfolgreich! ... loslassen auf ... Erteras ..."

Wütend blickst du auf die Seite hinab. Anscheinend hast du tatsächlich das Tagebuch von Borodab gefunden. Und so, wie es aussieht, hat er die Chinchillas wirklich mutiert und auf Erteras losgelassen! Gebannt liest du weiter.

„... Angst in ... Käfigen ... Kaputtmachen ... Bann ... und Schlafzauber!"

Angstvoll schaust du zu dem Affen hinüber. Borodab hatte seine Mutationen in Käfige gesperrt? Und hatte Angst, dass sie etwas kaputt machten?

Vielleicht hatte er seine Wohnung ja auch geschützt. Mit einem Schlafzauber. Du denkst an die Motten zurück und an die Tatsache, dass sie nicht mutiert waren. Vielleicht wirkte dieser Bannzauber ja nur an den mutierten Wesen. Du steckst das Notizbuch ein, mit der festen Absicht, mehr über Borodab und seine Verwicklung in diese ganze Geschichte zu erfahren und nimmst den Affen auf den Arm.

Ängstlich eilst du die Treppe wieder hinunter und in den Kellerraum. So schnell es geht, durchsuchst du die Regale nach etwas Hilfreichem und findest tatsächlich etwas zu essen und ein Käsemesser. Besser als nichts, denkst du, und steckst es ein.

Die Tür hinter der Treppe entdeckst du erst zuletzt. Auf den Affen schauend und hoffend, dass der Schlaf ihm keinen Schaden zufügt, drückst du die Tür auf und erstarrst. Deine Augenbrauen ziehen sich bestimmt bis zu deinem Haaransatz hoch wegen des Bildes, das sich dir bietet.

Vor dir liegt ... ein Boot! Auf einem Fluss! Und nicht etwa ein morsches, verrottetes Boot, sondern ein perfekt in Stand gehaltenes Ruderboot, samt Paddel. Kurz bist du skeptisch, wer dieses Boot gewartet hat, doch einem geschenkten Gaul schaut man bekanntlich nicht ins Maul und so sitzt du nur eine Minute später in der kleinen Nussschale, mit dem Affen neben dir. In deinem Kopf malst du dir schon Horrorszenarien aus, wo dieser unterirdische Fluss hinführen mochte, als du auf das pechschwarze Wasser blickst.

Dann aber schüttelst du vehement den Kopf. Du musst den kleinen Affen hier wegbringen und das Boot könnte deine Fahrkarte von der Insel sein! Es zurückzulassen, kommt für dich nicht infrage und es durch den Turm nach draußen zu tragen, könnte für deinen Primaten schon zu lange dauern, als dass er noch einmal aufwacht. Und ein Fluss führt schließlich auch irgendwann ins Meer. Also stößt du entschlossen das Paddel ins Wasser und beginnst zu rudern.

Bodenrudern

Du legst dich auf den Rücken und winkelst die Beine leicht an. Die Fersen berühren dabei den Boden. Du stützt dich auf deinen Ellbogen ab und hebst deinen Schultergürtel vom Boden. Nun drückst du dich ab und hebst deinen Schulterbereich nach oben. Du stützt dich dabei auf deine Ellbogen. Du hältst die Position für drei Sekunden und senkst dich dann wieder ab.

Workout

Führe die Übung 10-mal durch.

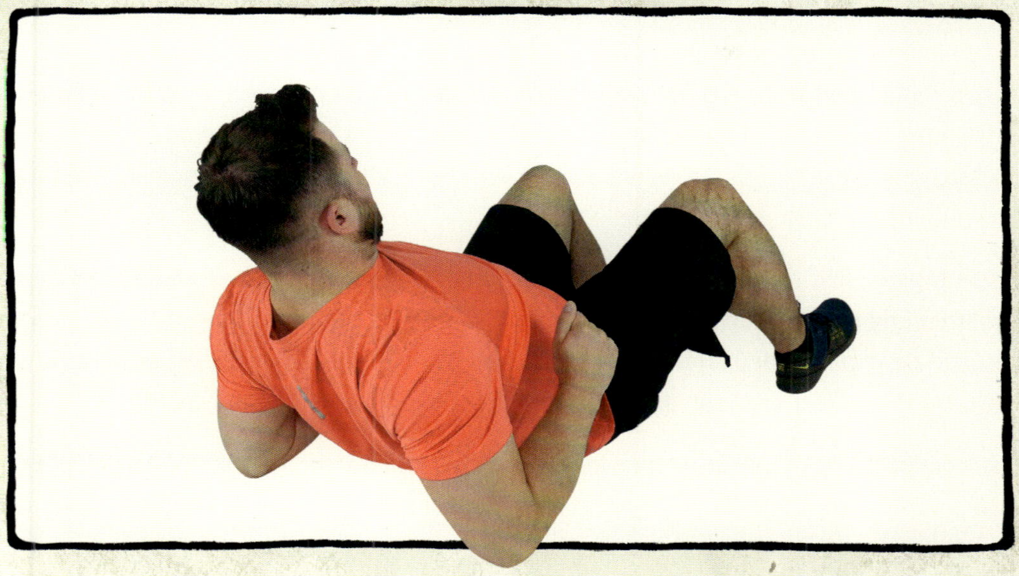

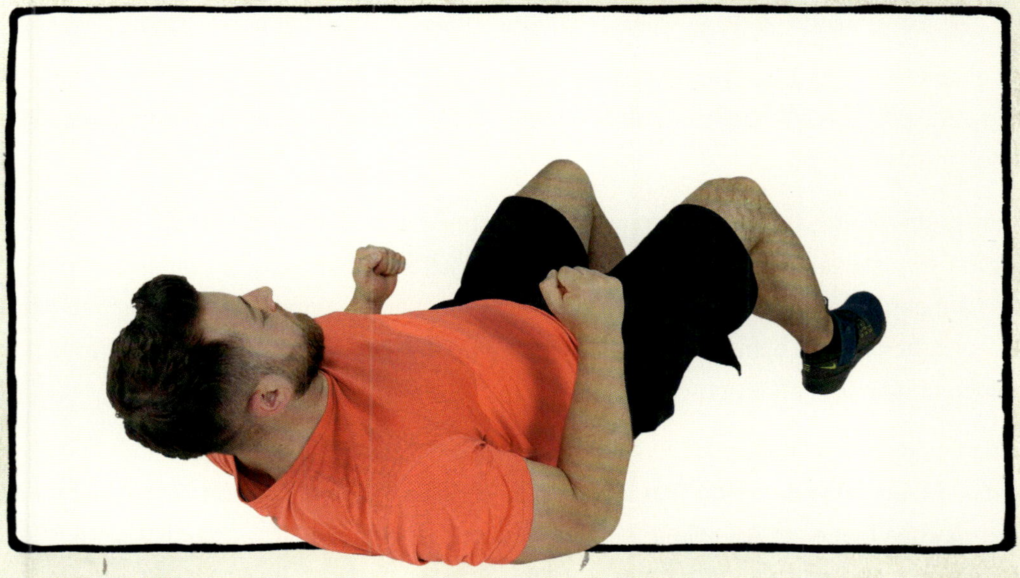

Um dich herum wird es dunkel. Immer wieder kollidierst du mit den Felswänden und der Fluss wird zudem immer schmaler. Bald stößt du dich mit dem Ruder von den Wänden ab, um den Kurs zu halten und nicht stecken zu bleiben. Beinahe klaustrophobisch, hast du das Gefühl, die Wände atmen dir in den Nacken und rücken näher und näher. Doch gerade, als du denkst, das Boot wird tatsächlich nicht weiterkommen, weichen die Wände wieder zurück und machen Platz für einen ruhigen, unterirdischen See.

Wieder sind es Pilze, die die Halle erleuchten. Hoffnungsvoll riskierst du einen Blick auf deinen Gefährten und tatsächlich! Der Schlafzauber scheint nur in Borodabs Turm gewirkt zu haben. Gähnend bewegt sich der Affe wieder und richtet seine Fliege. Erleichtert streichelst du ihm über das Fell und bist erstaunt, als er sich gar nicht gegen die Berührung wehrt.

„Bist wohl doch ein kleiner Schmuseaffe, wie?", meinst du, worauf der kleine Affe sich peinlich berührt von dir abwendet und aufgeregt zu einem Ufer des Sees zeigt. Neugierig geworden, ruderst du näher heran, bleibst aber in respektvollem Abstand, falls eine Gefahr auftauchen sollte. Auf dem Wasser, so denkst du, bist du immerhin für die meisten Tiere nicht erreichbar. Am Ufer siehst du allerdings gar keine Tiere sondern nur ... Pflanzen?

Mit einem Blick nach oben vergewisserst du dich, dass du immer noch in einer Höhle bist. Pilze, Moos, Wurzeln, das erschließt sich dir als Flora in einer Höhle, doch das? Unbewusst ruderst du näher an das Ufer.

Blumen über Blumen wachsen in großen Glaskästen, die in den Sand gestellt sind. Noch nie hast du so viele verschiedene Farben gesehen. Selbst die intensiven Färbungen des Urwalds oben auf der Insel können mit der Pracht dieser Blumen nicht mithalten. Vorsichtig betrittst du das Land, gefolgt von dem Affen, der aufgeregt zwischen den Kästen umherturnt. Was können Blumen dir den Schlimmes tun?

Sobald du dich den Pflanzen näherst, steigt dir ein himmlischer Duft entgegen und fast gegen deinen Willen gehst du weiter und hinein in eine Höhle, die sich dahinter öffnet. Die grünen Pilze weichen hier einer Art Solaranlage, die ein stetiges, warmes Licht erzeugt. Du fühlst dich wie in einem Gewächshaus, nur dass das Glas ersetzt wurde durch massiven Fels.

Je weiter du in dieses Blumenmeer hineingehst, desto weniger denkst du an all deine Sorgen, an Erteras und die Chinchillas, an Snöreslecker und das *Fliegende Lamm*, an die Überfahrt und

Borodab. Der Duft umschließt dich mittlerweile vollkommen und du könntest nicht einmal mehr sagen, wo der Affe ist. Mit geschlossenen Augen folgst du den sich öffnenden Pfaden und streichst hier und da über die weichen Blüten. Vor dir hörst du ein angenehmes Schnurren und als deine Lider sich flatternd öffnen, stehst du einer riesigen Blume gegenüber.

Ihre Wurzeln reichen durch den gesamten Raum und ihre Blütenblätter sehen so weich aus. So weich. Und einladend. Glücklich streckst du deine Arme zu den Blättern aus.

Du erwachst erst aus deiner Trance, als die Blume auf einmal einen Mund voller grüner Zähne öffnet und dich angrinst. Mit vor Schreck aufgerissenen Augen, die Hände immer noch in der Luft, siehst du, wie sich die Pflanze zu dir hinunterbeugt und nach deiner Hand schnappt. Kreischend ziehst du sie zurück und versuchst, zu flüchten, doch die Wurzeln der Pflanze erheben sich auf einmal und bringen dich zum Stolpern.

Boss: Die fleischfressende Ringelblume

Kniebeuge mit Tritt

Zunächst gehst du in eine normale Kniebeuge. Deine Arme sind dabei in die Hüften gestützt oder vor dir auf Brusthöhe zusammengenommen. Jetzt nimmst du beim Hochgehen das linke Bein mit und streckst es, wie bei einem Tritt, gerade nach vorne. Du gehst wieder in die Kniebeuge und wiederholst das Ganze mit dem anderen Bein. Achte darauf, dass dein Rücken gerade bleibt. Mit viel übung kannst du dein Bein immer höher heben.

Workout

15 Kniebeugen mit Tritt
60 Sekunden das Floß schieben
15 Boxer Crunches

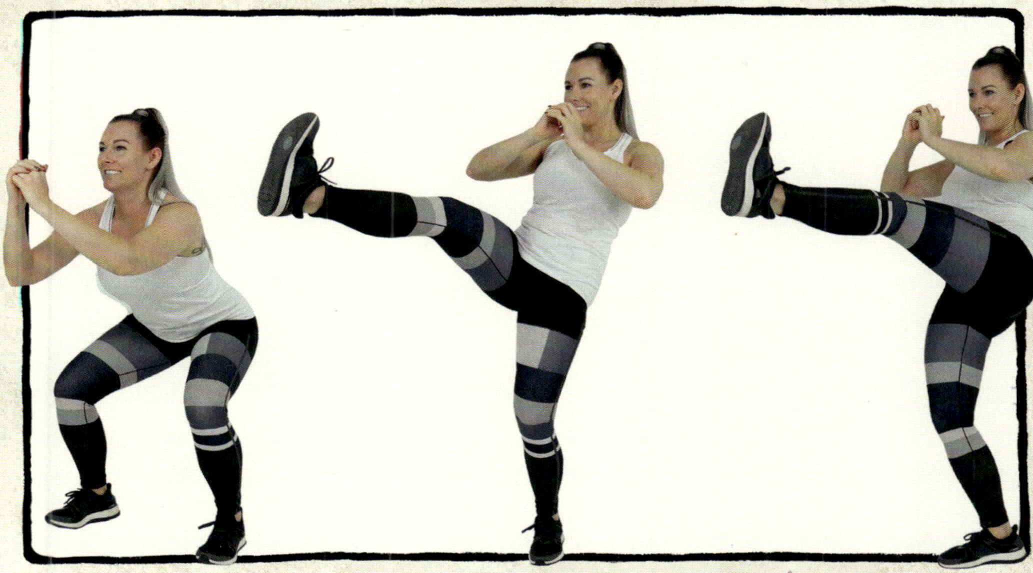

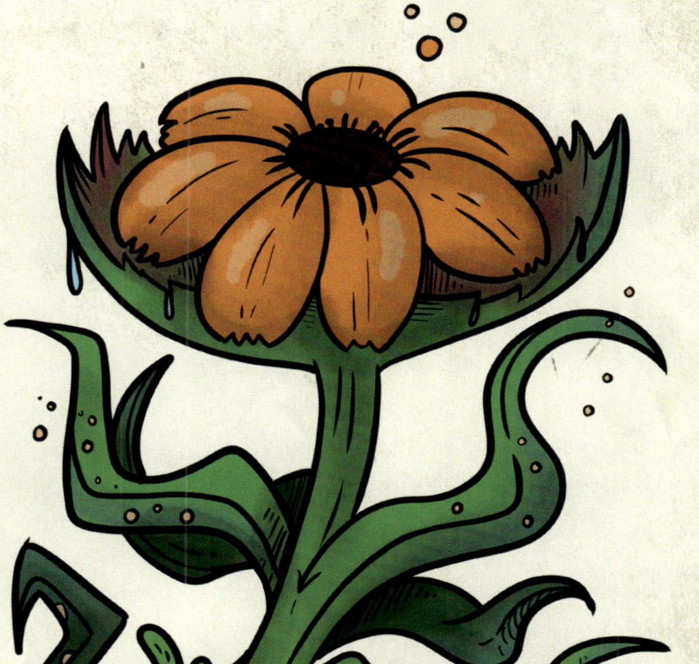

Immer wieder weichst du den Wurzeln aus, bis du am Höhlenausgang angelangt bist. Mit einem letzten Blick auf die feindliche Pflanze steigst du wieder in das Boot, deine Nase zuhaltend, um nicht erneut von den Blumen eingelullt zu werden.

Den Affen eilig heranwinkend, stößt du das Boot wieder vom Ufer ab und ruderst durch den See. Die mutierte Pflanze schwirrt dir trotzdem weiter im Kopf herum. Am Ende des Sees siehst du zwei Ausgänge, auf die ihr zurudert. Du überlegst, welchen davon ihr nehmen sollt, doch dann ergreift auf einmal eine Strömung dein Boot. Hastig klammerst du dich fest, während dein kleiner Gefährte sich an deinem Nacken festhält.

Gemeinsam brüllt ihr, was das Zeug hält, während das Boot in einem irrsinnigen Tempo in einen der Tunnel und dann weiter hinab in die Tiefe saust. Nur ab und zu erhaschst du einen Blick auf die Felswände, die nur teilweise mit Leuchtpilzen bedeckt sind. Wasser spritzt immer wieder an den Seitenwänden des Bootes hoch und durchnässt deine Kleidung.

Von Adrenalin durchströmt, spürst du die Kälte gar nicht. Je länger die rasante Abfahrt dauert, desto weniger fühlst du auch deine Finger, die um das Holz gekrallt sind. Eure Schreie hallen laut von den Felsen wider und das stroboskopartige Licht erhellt auf eine unheimliche Art und Weise immer wieder eure panischen Gesichter. Und dann ... Stille.

Das Boot kommt zur Ruhe und du versuchst misstrauisch, deine verkrampften Hände zu lösen. So ganz traust du der Ruhe noch nicht. Doch das Boot dümpelt ruhig durch den dunklen Gang. Am Ende des Tunnels erspähst du einen hellen Lichtschein. Skeptisch kneifst du deine Augen zusammen, um mehr zu sehen, doch es scheinen in jedem Fall keine Pilze zu sein. Der Affe ist dir auch keine große Hilfe, er schmiegt seinen kleinen Kopf immer noch an deinen Nacken und weigert sich, aufzuschauen.

Mit einer Hand streichelst du ihn geistesabwesend. Mit der anderen beschirmst du deine Augen. Vielleicht kannst du ja doch etwas sehen. Aber keine Chance. Das Licht wird nur immer heller. Eine laue Brise weht dir ins Gesicht und bringt den Duft von Sonne und Urwald mit sich. Genießerisch schließt du die Augen. Du hast nicht unbedingt Angst, so tief im Berg zu sein, aber die Freiheit des Meeres lockt dich nicht umsonst!

Du setzt dich aufrechter hin, um vielleicht noch mehr von der frischen Luft einzuatmen, die den muffigen, modrigen Geruch des Höhlensystems vertreibt. Froh, dass ihr den Höllenritt überlebt habt, bereitest du dich darauf vor, wieder in den Dschungel abzutauchen und siehe da: Just in diesem Moment treibt das Boot an das helle Tageslicht.

Geblendet kannst du für einige Sekunden nichts mehr sehen, doch dann erschlägt es dich beinahe vor Eindrücken, die in den Höhlen doch sehr begrenzt waren. Zu dem Gewinsel gesellen sich die Geräusche von Vögeln, dem Meer in der Ferne, Blätterrascheln am Ufer. Die Sonne auf deiner Hand wärmt dich schnell auf und deine Kleidung und das dichte Fell deines kleinen Begleiters fangen an zu trocknen.

Sehr zufrieden, der Pflanze und den Höhlen lebend entkommen zu sein, mit einem wachen, kleinen Affen, lehnst du dich zurück und genießt die Ruhe, die dich überkommt. Auch das Tier auf deiner Schulter wird allmählich ruhiger und löst sogar sein Köpfchen von deinem Nacken, um neugierig die Umgebung in sich aufzusaugen. So könntet ihr stundenlang weitertreiben, denkst du und während das Adrenalin abklingt, schaukelt dich das Boot auf dem Fluss langsam in den Schlaf.

In deinem Traum liegst du auf einer weichen Hängematte, die aus einem Netz aus Lianen besteht, deinen treuen Affen neben dir. In der Ferne siehst du diese vermaledeite Insel und da bemerkst du, dass du dich an Bord des *Fliegenden Lamms* befindest.

Mit großen Augen schaust du dich auf dem Schiff um, das genauso dreckig und wunderschön ist wie in deiner Erinnerung. Sogar deine Muschelsammlung liegt noch neben deiner Hängematte und auch deine Beutetruhe wurde nicht von der Mannschaft geplündert. Zufrieden legst du dich wieder zurück und schließt wieder deine Augen.

Als du sie das nächste Mal öffnest, blickst du erschrocken in die Augen deines Affen, der sein Gesicht so nah an deines gebracht hat, dass du die feine Webstruktur seiner Fliege ausmachen kannst. Erschrocken zuckst du zurück. Der Affe wirft sich vor dir rückwärts ins Boot und ... kichert? Ja, anders lässt es sich nicht beschreiben. Der Kleine hält sich den fellbewachsenen Bauch und kichert vor sich hin.

„Hmm, vielleicht doch eher Captain Flint?", schmunzelst du und denkst an den Papageien aus der *Schatzinsel*. Doch auch, wenn der Affe weiterkichert und sich nicht an deiner Frotzelei stört, lässt er es sich doch nicht nehmen, dir einen herablassenden Blick zuzuwerfen, der dich mitlachen lässt. Als ihr euch wieder beruhigt habt, räuspert sich der kleine Primat und richtet seine Fliege, um sich dann gesittet neben dich auf die Ruderbank zu setzen. Grinsend schaust du auf ihn hinunter, während er dich gekonnt ignoriert und eine Spur zu fasziniert in die Baumwipfel am Ufer des Flusses hinaufschaut.

Du richtest deinen Blick wieder nach vorne und versuchst noch, im letzten Moment, dich zu ducken, aber da ist es schon zu spät. Über dem Fluss sind zahllose Lianen zu einem dichten Netz verflochten und mehrere Baumstämme liegen umgekippt über dem Wasser, sodass das Boot gerade so darunter hindurchpasst.

Nur du leider nicht. Mit voller Wucht rammt sich dir ein Baumstamm in den Bauch und hebt dich gegen deinen Willen aus dem Boot, das von der Strömung mitgezogen wird. Dein Gefährte steht irritiert auf dem Boot und springt aufgeregt auf und ab. Als das Boot immer weiter abdriftet, springt der Affe auf einen der Baumstämme und hangelt sich durch das Netz der Lianen zu dir hinüber, während du immer noch an dem Baumstamm hängst.

Verbissen versuchst du, dich hochzuziehen.

Squats

Du stellst dich schulterbreit hin und lässt deine Arme an deinen Seiten hängen. Jetzt gehst du in die Knie, während dein Rücken gerade nach vorne geht und dein Po hinter deinen Fersen ist. Dein Ober- und Unterschenkel bilden optimalerweise einen 90°-Winkel. Deine Arme nimmst du, während du dich absenkst, nach oben und hältst sie leicht angewinkelt vor deine Brust.

Workout

Führe die Übung 15-mal durch.

Auf deinen Füßen angelangt, schnappst du dir den Affen, um dem Boot hinterherzujagen. Schließlich hast du die bittere Erfahrung schon gemacht, dass ein Floß dich nicht aufs Festland von Erteras bringen wird. Du rennst über den Baumstamm ans Ufer und läufst am Wasser entlang, das Boot nicht aus den Augen lassend. Wie ein kleiner Steuermann sitzt der Affe auf deiner Schulter und brüllt dir ins Ohr. Du bist dir ziemlich sicher, dass es Anweisungen sind. Sein Arm ist ausgestreckt und zeigt auf euren verschwindenden Untersatz.

Du hetzt am Ufer entlang, schlägst dabei Zweige und Lianen weg. Springst über Felsen und über Baumstämme. Doch trotz der Anstrengungen werden die Hindernisse immer mehr, die Pflanzen wachsen immer dichter und schließlich verschwindet das Boot in der Ferne.

Dennoch schlägst du dich tapfer weiter durch das Unterholz. Schließlich musst du das Boot ja irgendwann aufspüren, wenn du nur dem Wasser folgst und einen Funken Glück hast. Mit dem Käsemesser säbelst du dir deinen Pfad frei durch die Lianen und andere Pflanzen, die dich von deinem Weg nach Hause aufhalten. Verwundert schaust du auf das Messer hinab, das doch erstaunlich problemlos durch das dicke Grün schneidet. Du bemerkst kaum, dass du für einen Moment stehen geblieben bist, doch der Affe macht dich sehr schnell und sehr laut darauf aufmerksam. Hastig eilst du weiter, den Schweiß bereits auf der Stirn.

Du überlegst, wie sehr du stinken würdest, wenn du nicht die unfreiwilligen Bäder hier auf der Insel und im Meer genossen hättest. Du rümpfst während des Laufens die Nase. Sobald du das Boot wieder gefunden hast, wirst du ein ausgiebiges Bad in einem der Flüsse hier nehmen! Aber jetzt steht erst mal Wichtigeres auf der Tagesordnung, denkst du und versuchst, noch schneller durch das Dickicht vorzudringen. Kurz verlierst du den Fluss aus den Augen, da du mehr in den Dschungel ausweichen musst, um keine nassen Füße zu bekommen und als du wieder aus dem Urwald ans Ufer trittst, stehst du vor einer Flussgabelung.

Schwer atmend, stützt du die Hände auf die Knie. Zerknirscht verschränkt der Affe auf deiner Schulter die Arme. Ihr habt das Boot tatsächlich verloren.

„Was meinst du?", wendest du dich an den Affen, „links oder rechts?"

Der Affe überlegt kurz, zuckt dann mit den Schultern und zeigt nach links. Mit einem Seufzer machst du dich wieder auf den Weg. Zum Glück musst du den Fluss für die linke Gabelung nicht überqueren und so bist du wieder in Bewegung. Wenn du von dieser Insel runter bist, so denkst du dir, wirst du dir auf jeden Fall keine Sorgen mehr machen müssen, wenn du noch mal zu einem Krähennest hinaufklettern sollst.

In der Ferne hörst du wieder das unheimliche Gewinsel, während du Ausschau hältst nach deinem Kahn. Wieder schaust du dich neugierig nach der Quelle um, aber wie neulich schon verdeckt dir der Wald den Blick. Auch den Ursprung kannst du nicht wirklich orten. Das Geräusch scheint aus allen Richtungen zu kommen und mal lauter, mal leiser zu werden. Vielleicht aber findest du ja tatsächlich noch den Grund für das Gewinsel, bevor du von der Insel verschwinden kannst.

Das Boot zumindest scheinst du nicht zu finden. Mittlerweile bist du bestimmt seit einer oder zwei Stunden unterwegs und du bist nicht halb so weit gekommen, wie du es wärst, wenn dieser vermaledeite Weg nicht so zugewachsen wäre. In deinem Kopf malst du dir schon die gröbsten Horrorfantasien aus, in denen das Boot, statt sich irgendwo am Ufer im Gestrüpp zu verfangen, sich selbst zerlegt hat.

„Felsen gibt es hier ja schließlich genug“, murmelst du, worauf der Affe dich mit einem optimistischen Grinsen anschaut, das du nicht erwidern kannst.

Denn andererseits könnte das Boot mittlerweile auch auf das offene Meer gelangt sein und wäre damit für dich unerreichbar. Genau wie deine Heimat. Oder es könnte von Mutationen gekapert worden sein. Oder von ihnen zerstört. Zum Teufel, so viel du weißt, könnte es sogar selbst mutiert sein!

Der Affe auf deiner Schulter schaut dich besorgt an, als du anfängst, zu hyperventilieren. „Ich glaube, mir wird das alles zu viel“, jammerst du, während der Affe dir beruhigend über den Rücken streicht. Als du aber weiter jammerst, beugt er sich vor und gibt dir ein paar Ohrfeigen. Empört schaust du ihn an. Wehgetan hat das zwar nicht, schockiert bist du aber trotzdem. „Ja, ja, ich weiß schon, vielleicht sollten wir mich einfach Jammerlappen nennen“, seufzt du und trottest weiter das Ufer entlang.

7

Déjà vu

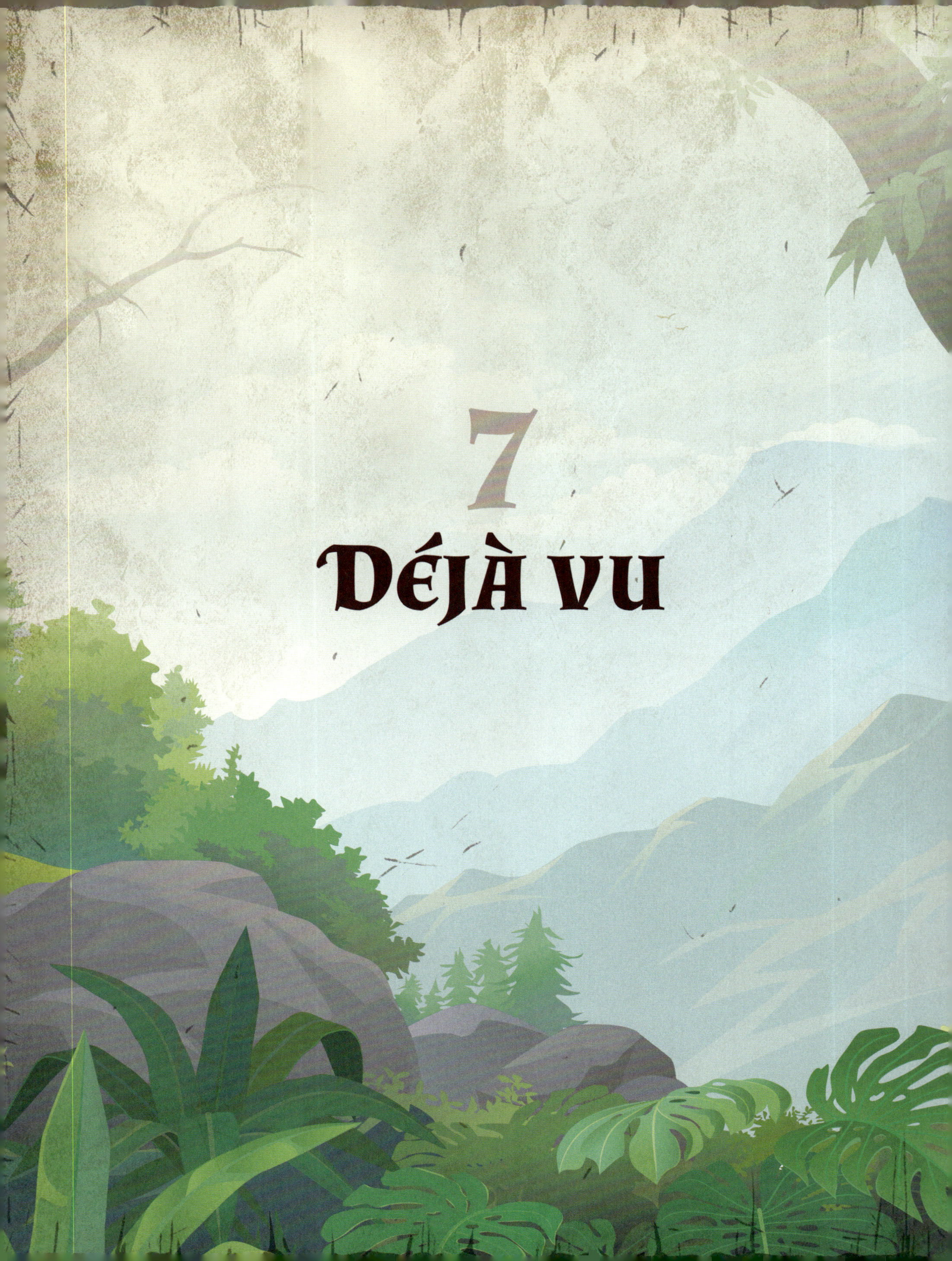

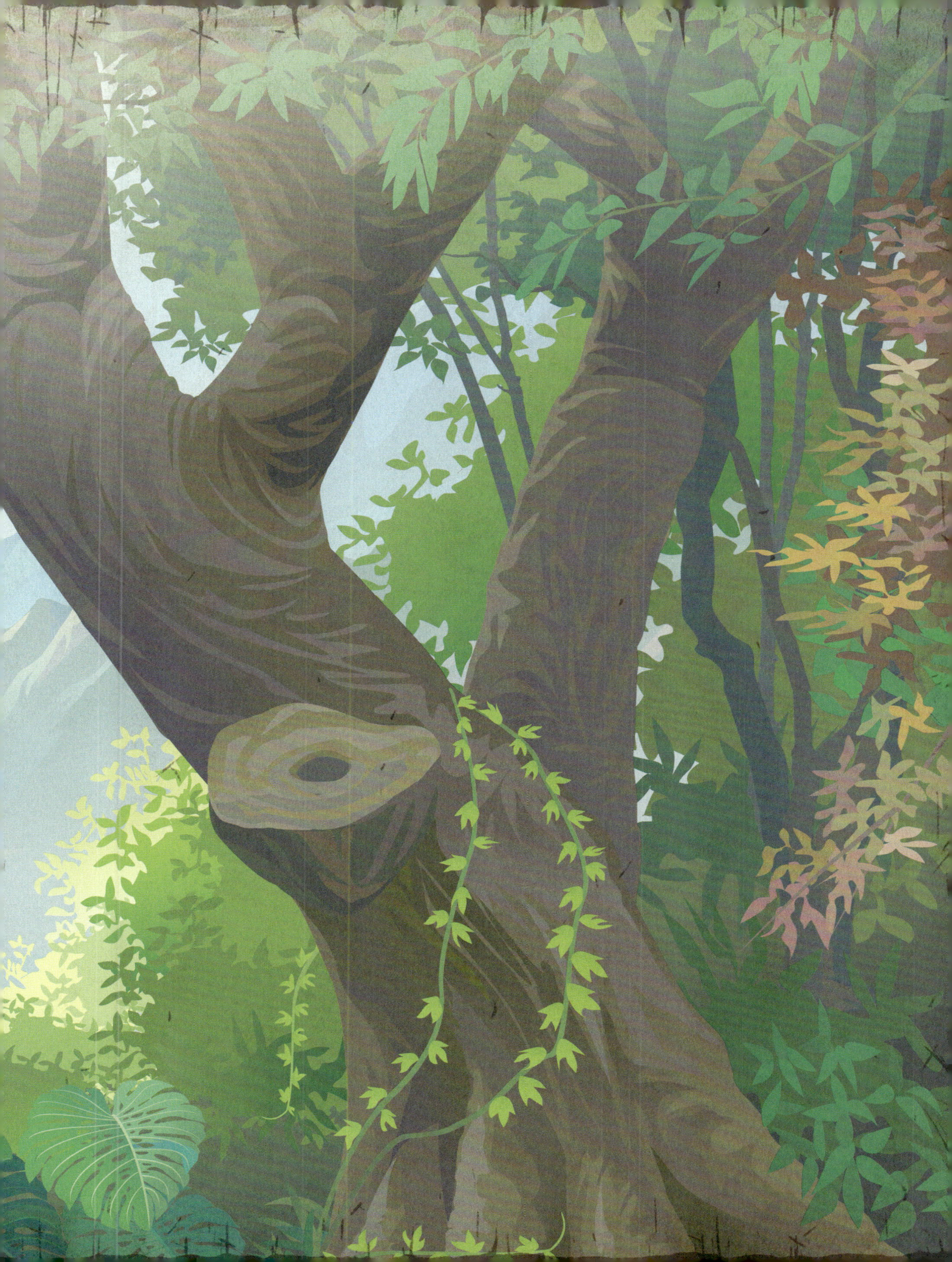

Déjà vu

Irgendwie ... Moment ... irgendwie kommt dir das bekannt vor. Woher nur ... du schaust vor dir auf den Fluss und seine Ufer. Dich hat schon seit einigen Metern das Gefühl beschlichen, dass du hier schon einmal warst, doch ... Du strengst deinen Kopf an und kommst zu keinem Ergebnis. Dein treuer Gefährte ist dir auch keine große Hilfe, er schläft schon wieder auf deiner Schulter und du willst ihn nicht wegen einer solchen Lappalie wecken. Du zuckst mit den Schultern und gehst ein wenig skeptisch weiter.

Wahrscheinlich ist es gar nichts, versuchst du, dich abzulenken. Am Ende sieht ja sowieso die Hälfte in diesem Dschungel gleich aus. Lianen, Fluss, Blumen, Geräusche. Gewinsel. Wenn man das dazuzählen wollte. Und außerdem wäre es ja nicht unbedingt schlecht, dich an einem Ort wiederzufinden, den du schon kennst.

Quasi auf dieses Kommando hin fängt das Gewinsel wieder an. Aber du hörst noch etwas anderes. In der Ferne meinst du, ein Rauschen auszumachen. Du zermarterst dir den Kopf, als es dir dämmert. Du bist in der Nähe des Wasserfalls! Mit einem unguten Gefühl im Bauch fängst du an zu rennen. Wenn das Boot tatsächlich an der Gabelung diesen Weg genommen hat, stehen die Chancen nicht gerade schlecht, dass es am Boden des Wasserfalls zerschellt ist. Und obwohl du weißt, dass es, wenn du am Wasserfall ankommst, schon längst zu spät sein wird, kannst du nicht anders, als zu rennen, mit der Illusion, dass du, wenn du nur schnell genug dort ankommst, das Unglück vielleicht noch verhindern könntest.

Du sprintest an der Eselsbrücke vorbei und hältst atemlos kurz vor dem Wasserfall an. Mit einem mulmigen Gefühl spähst du über den Abgrund und suchst nach den Überresten deines Tickets von dieser Insel. Aber nach kurzer Zeit kannst du dein Glück kaum fassen.

Nirgendwo siehst du Holzteile im Fluss treiben oder an den Stränden beiderseits des Flusses liegen. Erleichtert lässt du dich zu Boden sinken und wischst dir mit einer Hand den Schweiß von der Stirn. Du könntest nicht einmal sagen, ob der Schweiß vom Rennen kommt oder von der Angst.

Nur um wirklich auf Nummer sicher zu gehen, steigst du den Weg hinab zu dem Piranhafluss und vergewisserst dich, dass du nirgendwo Teile deines Bootes siehst. Aber tatsächlich, das Glück scheint dir heute einmal ausnahmsweise gewogen zu sein und so machst du dich wieder auf den Rückweg zur Brücke, um am Ufer des Flusses zurück zur Gabelung zu gelangen. Jetzt bleibt dir nur noch, zu hoffen, dass der andere Fluss keinen Wasserfall hat. Der Affe auf deiner Schulter wiederum hat deine ganze Aufregung verschlafen, wie du feststellst.

„Schlafmütze", wisperst du ihm ins Ohr, doch auch dieser Vorschlag wird nicht gut angenommen, wie du feststellen musst, als dein Begleiter dir ins Ohr brüllt. Du ziehst schnell deinen Kopf weg und massierst dir kurz das Ohr, während du den Affen vorwurfsvoll anschaust. Dieser wirft allerdings einen genauso anklagenden Blick zurück und springt von deiner Schulter, um vor dir im Wald zu verschwinden. Du rufst ihm noch ein: „So war das nicht gemeint!", hinterher, aber da ist er schon abgedampft. Verlegen kratzt du dich am Kopf und gehst weiter in Richtung Eselsbrücke.

Nur um erstaunt stehen zu bleiben, wegen des Anblicks, der sich dir bietet.

Die Brücke ist versperrt und zwar von ... einem riesigen Esel? Du siehst von deiner Seite nur das Hinterteil des Tieres, aber es macht keine Anstalten, sich zu bewegen. Alle viere von sich gestreckt, steht es auf der Brücke, als würde es versuchen, sich festzuhalten.

„Was? Noch nie einen Esel gesehen? Was glotzt du denn so?", mault das Tier dich an, als du dich nicht wegdrehst. Du stammelst ein wenig rum, doch der Esel lässt sich das nicht bieten. „Findest du das etwa toll, dich über ein wehrloses Tier lustig zu machen?"

Du stammelst weiter etwas vor dich hin, weißt nicht so recht, wie du mit der Situation umgehen sollst.

„Ja, ja", kommt es von dem Esel, „das sind mir die Richtigen! Noch nicht mal einem armen Tier helfen wollen!"

Das wiederum reißt dich aus deiner Verwirrung. Du räusperst dich und trittst näher an den sprechenden Esel heran. Aus dieser Perspektive kannst du sogar seinen Kopf sehen, der einen Zylinder trägt. Auf seiner Nase sitzt ein Zwicker, der dem Esel einen wahrlich gebildeten Eindruck verleiht.

„Na, gaffst da ja immer noch rum!"

Oder auch nicht ... Höflich fragst du, was das Problem ist, woraufhin der Esel schnauft und sich umschaut.

„Verdammtes Wasser", murmelt er dann nach unten gerichtet. Du schaust den Esel an, dann das Wasser und wieder den Esel. „Du stehst auf einer Brücke", stellst du das Offensichtliche fest.

Theatralisch wirft der Esel den Kopf in den Nacken, sodass sein Zylinder fast ins Wasser fällt und meint dann dramatisch: „Aber das Wasser!"

Immer noch hast du das Problem nicht ganz durchblickt. Hatte der Esel vielleicht Angst vor dem Wasser?

Zögerlich sprichst du den Esel darauf an, doch dieser schnaubt nur und bewegt sich noch immer nicht. Das deutest du als ein Ja und versuchst, den Esel zu überreden, auf die andere Uferseite zu gehen. Ihr beide zusammen passt nämlich eindeutig nicht auf die Brücke.

„Hör mal", setzt du wieder an, nur um von dem Esel unterbrochen zu werden, „Du hast mich zu Siezen", mault er.

Du holst einmal tief Luft und fängst erneut an: „Hören Sie mal, ich muss wirklich dringend auf die andere Seite. Ich bin auf der Suche nach meinem Boot."

Der Esel stößt verächtlich Luft aus und sagt etwas Abfälliges in der Richtung: „‚Das könne ja jeder sagen." Weiter redest du auf ihn ein und redest und redest. Du redest dir praktisch den Mund fusselig, aber das Tier will sich nicht bewegen. Weder betteln noch argumentieren noch motivieren, bringt etwas.

Schließlich weißt du dir nicht anders zu helfen. Du bereitest dich darauf vor, schnell nach hinten zu springen, hebst dann deine Hand und lässt sie mit geschlossenen Augen auf die Kruppe des Esels niederfahren. Sofort tritt das Tier aus und setzt mit einem Sprung ans andere Ufer. Schnell läufst du ihm hinterher und willst schon im Wald verschwinden, doch du hast die Rechnung ohne den Esel gemacht.

Wutentbrannt schneidet er dir, schneller, als du es ihm zugetraut hast, den Weg ab und fordert dich mit vor Ärger zitternder Stimme zum Duell. Wie ein Gentleman, kannst du gerade noch so denken, bevor er sich auf dich stürzt.

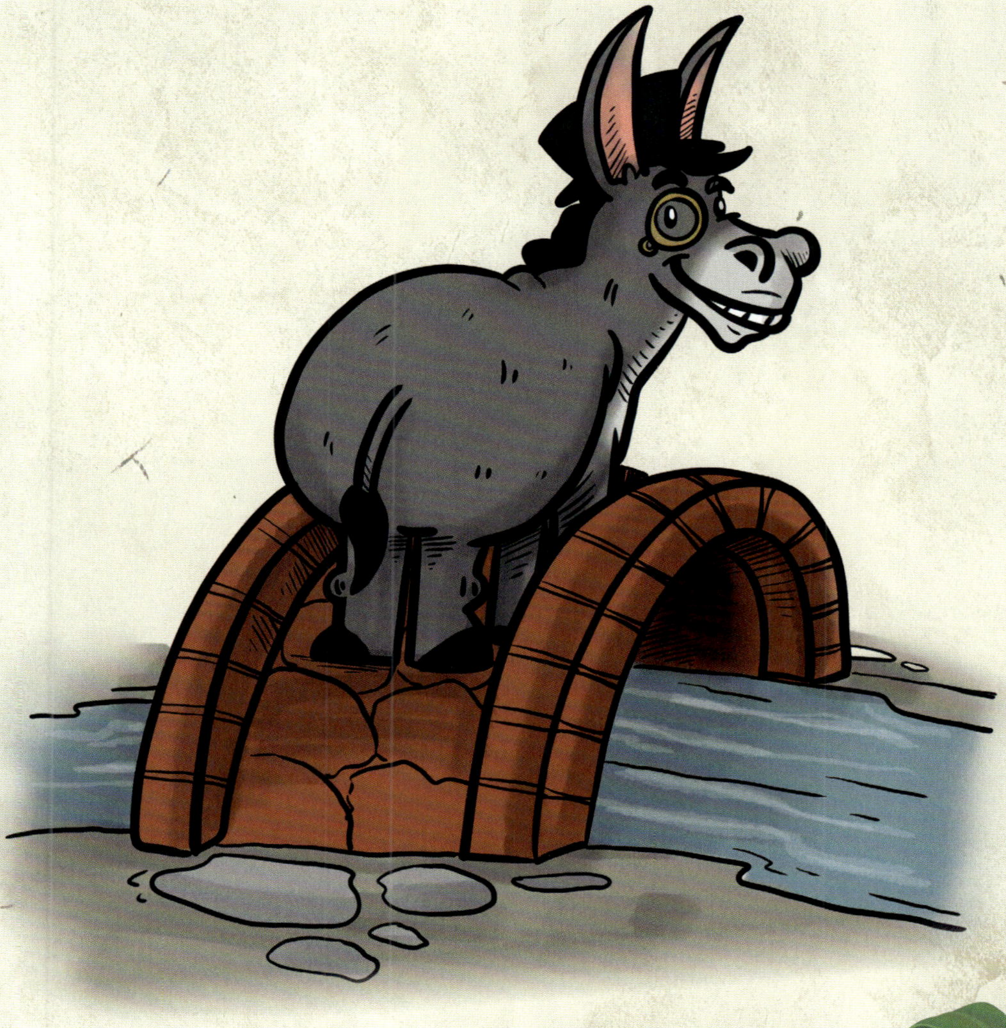

Boss: Der sture Esel

Schattenboxen

Du stellst dich schulterbreit hin und gehst ein wenig in die Knie. Dann schlägst du mit deinen geballten Fäusten abwechselnd vor dich in die Luft. Um die Übung intensiver zu gestalten, kannst du schneller zuschlagen und/oder dein Gewicht immer von einem Fuß auf den anderen verlagern. Du kannst sogar durch dein ganzes Zimmer tänzeln.

Workout

90 Sekunden Schattenboxen
60 Sekunden High Knees
40 Jumping Jacks

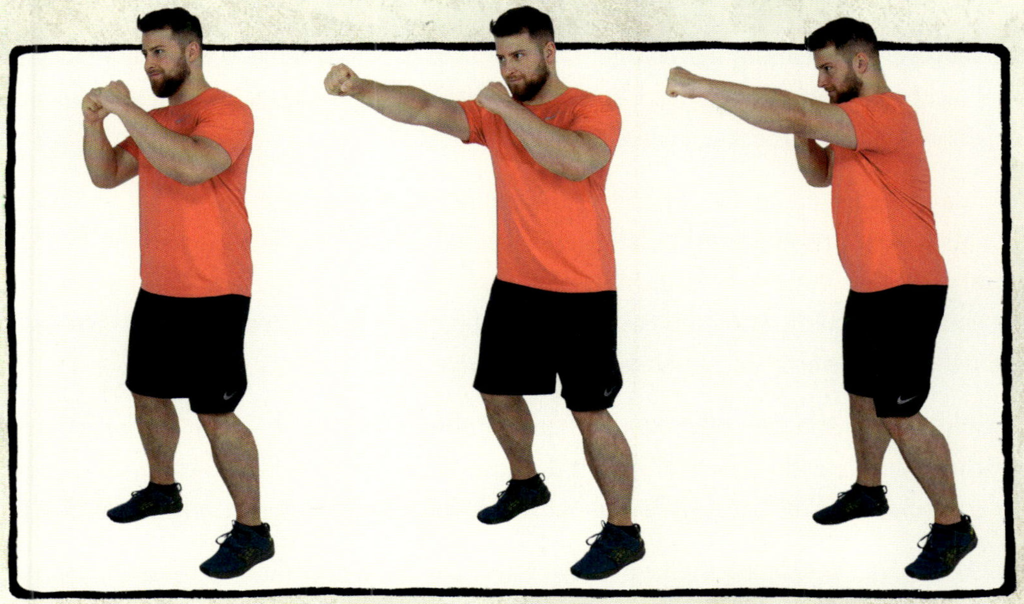

Der Esel fällt ins Wasser und brüllt Zeter und Mordio, während er nass wieder ans Ufer klettert. Schnell machst du dich aus dem Staub, wie du es schon zuvor eigentlich geplant hattest. Als du merkst, dass der Esel dir immer noch brüllend folgt, gar nicht mehr gentlemanlike, kletterst du auf den Baum, der dir am nächsten steht und versteckst dich oben zwischen den Blättern. Neben dir meckert ein kleiner Vogel, in dessen Territorium du wohl eingedrungen bist, doch nachdem du ihm signalisiert hast, dass du nicht an sein Nest willst und gleich wieder verschwinden wirst, ignoriert er dich neben sich.

Der Esel stapft unter dir vor Wut fast dampfend vorbei. Die Schultern hochgezogen, hältst du den Atem an, damit er dich auch ja nicht entdeckt. Als er weg ist, atmest du erleichtert aus und kletterst den Baum wieder hinab. Du winkst dem Vogel ein letztes Mal zu, der jetzt, da er wieder in sicherer Entfernung zu dir ist, wieder zu meckern anfängt.

Jetzt weißt du zumindest, warum ein warnendes Schild angebracht ist vor der Brücke. Du entschließt dich, zurückzugehen und einige Ausrufezeichen hinzuzufügen. Dabei stellst du dir kurz die Frage, wer das Schild wohl aufgestellt hat, doch da kommt dir das Skelett von Sir Rühmlich in den Sinn und traurig vollendest du dein Werk.

Wie lange er wohl einsam hier auf der Insel gehaust haben mochte? Und warum mochte er wohl nicht einen Weg von der Insel herunter gefunden haben? Lag es wohl an dem Bannzauber, der in Borodabs Notizbuch erwähnt war?

Aber dann denkst du an die Chinchillas, die von der Insel geflüchtet sind. Seltsam. Du kratzt dich am Kinn. Dann aber wirst du abgelenkt von deinem kleinen Gefährten, der in einem Affenzahn aus dem Wald schießt, dicht gefolgt von dem Esel. Du schaust dir das Spektakel kurz mit einer gewissen distanzierten Faszination an, bevor der Affe sich auf deine Schulter stürzt und der Esel auf einmal wieder hinter dir her ist.

„Oh, oh", tönt es von deiner Schulter und bevor du weiter darüber nachdenken kannst, rennst du schon am Ufer entlang. Schnell merkst du, dass das vielleicht nicht die beste Idee war, denn der Esel holt schnell auf. Vier Hufe sind dann wohl doch vorteilhafter als zwei Beine ...

Panisch blickst du dich nach einem Ausweg um, der nicht involviert, von ebenjenen Hufen zu Tode getrampelt zu werden. Ein Geistesblitz kommt dir. Du drehst dich ruckartig um und sprintest am Esel vorbei zurück. Dieser ist so perplex, dass er erst einen Moment braucht, um stehen zu bleiben und dir wieder hinterher zu wetzen. Schließlich kommst du an deinem Ziel an. Der Brücke.

Mit einigen kurzen Sätzen bist du auf der anderen Seite. Der Esel kommt dir sogleich hinterher, doch sobald er auf der Brücke steht, fällt ihm wohl das Wasser wieder ein. Während er dich wütend anschreit, überlegst du, ob das Ganze tatsächlich ein Geistesblitz gewesen ist, denn jetzt stehst du schon wieder auf der falschen Flussseite. Schicksalsergeben machst du dich auf den Weg zum Piranhafluss, um den Überweg über die Steine erneut zu wagen.

Ausfallschritte

Workout

Führe die Übung 30-mal aus.

Auf der anderen Seite angelangt, blickst du erstaunt an deinem Körper hinunter. Du bist nicht ein einziges Mal abgerutscht und tatsächlich noch ganz. Kein einziger Piranha hat ein Stück aus dir herausgebissen.

Und noch nicht mal sehr geschwitzt hast du, stellst du skeptisch fest. Mit einem idiotischen Grinsen im Gesicht steigst du den Weg zum Wasserfall hinauf, gehst an dem noch immer zeternden Esel vorbei und folgst dem Flusslauf auf der anderen Seite, immer noch in der Hoffnung, das Boot wiederzufinden. Währenddessen wendest du dich wieder deiner Lieblingsbeschäftigung zu: endlich einen Namen für deinen Begleiter finden. Und zwar einen, der vielleicht sogar akzeptiert wird ...

Also fängt das Spiel wieder von vorne an:

„Exquemelin?"

Kopfschütteln.

„Calico?"

Erneutes Kopfschütteln.

„Sir Hawkins?"

Wieder nichts. Aber trotzdem hast du das Gefühl, voran zu kommen. Dein Gefährte hat dir weder ins Ohr gebrüllt noch ist er im Wald verschwunden. Der, jetzt, wo du darüber nachdenkst, immer dichter wird. Auch wenn du dich die ganze Zeit an das Flussufer gehalten hast, musst du feststellen, dass der Fluss auf einmal ... weg ist. Einfach so. Misstrauisch schaust du dich um. Vielleicht hast du ja einfach für einen Moment nicht aufgepasst und bist vom Weg abgekommen, doch als du dich umdrehst und ein paar Schritte in die Richtung gehst, aus der du gekommen bist, verstehst du die Welt nicht mehr.

Du erkennst nichts davon wieder. Weder die Pflanzen noch die eigentlich sehr einprägsame Felsformation, die auf einmal neben dir aufragt. Mit nach vorne gestreckten Händen gehst du weiter, in der Hoffnung, nur durch ... vielleicht ein ... Portal gelaufen zu sein? Aber nichts. In dem Moment, in dem du wieder kehrt machst, setzt das Gewinsel wieder ein. Unheimlich, kannst du nur denken, doch der Affe auf deiner Schulter ist ganz ruhig und beobachtet neugierig dein Verhalten.

„Du fragst dich bestimmt, was ich hier tue, hmm?", du kraulst ihn einmal unterm Kinn und gehst dann in die Richtung weiter, die du zuvor eingeschlagen hattest. Vielleicht kommst du ja trotzdem irgendwie an der Flussgabelung raus. Dennoch hältst du deine Augen und Ohren offen, falls euch etwas angreifen sollte. Schließlich wäre das hier der perfekte Ort für einen Hinterhalt. Das Dickicht versperrt dir bis auf ein paar lichtere Stellen den Blick auf alles, was euch umgibt und du kommst um einiges langsamer voran als zuvor. Immer wieder musst du Lianen durchtrennen und Bäume aus dem Weg treten.

Lianen durchtrennen

Du stellst dich etwa schulterbreit hin, deine Arme streckst du nach links zur Seite. Deinen rechten Arm knickst du am Ellbogen ab. Nun läufst du drei Schritte nach links, dann läufst du drei Schritte nach rechts und nimmst dabei die Arme auf die rechte Seite. Versuche, die Übung so schnell wie möglich durchzuführen.

Workout

Führe die Übung für 90 Sekunden lang aus.

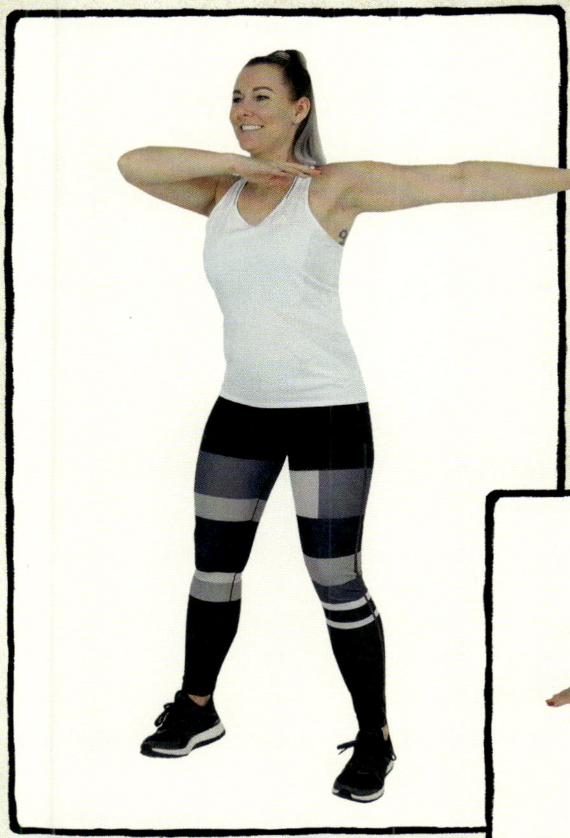

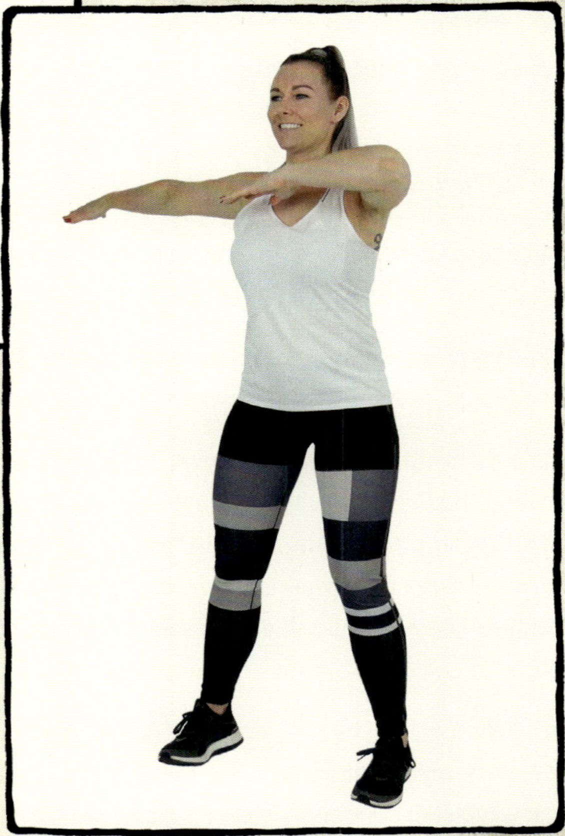

Nachdem du dich gefühlte Stunden durch den Wald gekämpft hast, trittst du hinaus auf eine Lichtung. Der Affe springt aufgeregt auf den Boden und rennt zu dem hin, was dir in den letzten Stunden gefehlt hat: der Fluss.

Erleichtert, dass du wieder auf ihn gestoßen bist, kniest du dich neben deinen Gefährten und schöpfst mit der bloßen Hand Wasser. Der Aufenthalt im Urwald scheint dich regelrecht auszutrocknen. Hitze und Anstrengung sind wohl die Hauptübel hier, genauso wie die hohe Luftfeuchtigkeit. Genießerisch schüttest du dir das Wasser über Arme und Kopf, bevor du einfach dein Gesicht ins Wasser tauchst. Der Affe hingegen schaut dich beinahe angewidert an, als ob er es nicht glauben könnte, dass du Wasser magst.

Ob das wohl eine gemeinsame Eigenschaft der mutierten Tiere war? Die Angst vor Wasser? Du denkst zurück an deine erste Begegnung, die Schlange hatte dir, trotz ihrer Fähigkeit zu fliegen, nicht auf das Wasser folgen wollen. Und der Esel hatte, sobald er, wohlgemerkt trockenen Fußes, auf der Brücke stand, wegen des Wassers Angst, sie komplett zu überqueren. Komisch, überlegst du, hatten die Chinchillas doch Schwimmen gelernt, wenn man dem Glauben schenken konnte, was Snöreslecker erzählt hatte.

Du zuckst mit den Schultern. Wer weiß, was Borodab sich bei seinen Experimenten gedacht hatte? Aber dann kommt dir eine Idee. Was, wenn der Fluss hier im Endeffekt wie das Gewächshaus für die Pflanzen ein Ort des Lernens für die Chinchillas war?

Unter dem Wasserfall mochten zwar Piranhas hausen, aber sonst hast du noch nirgendwo Fische oder andere Wasserlebewesen gesehen. Bisher bist du nur an Land Wesen begegnet.

Du entschließt dich, Hinweise auf diese Theorie später in Borodabs Notizbuch zu suchen, schließlich könnte das auch nur eine Verschwörungstheorie deinerseits sein und die Angst vor dem Wasser war nur ein Zufall. Allerdings ist deine Neugierde auf die verschiedenen Mutationen inzwischen geweckt und so brennst du immer mehr darauf, das Notizbuch wieder zur Hand zu nehmen. Nur mit einer eisernen Willenskraft lässt du es in deiner Tasche verstaut und machst dich wieder auf die Suche nach dem Boot.

Der Affe folgt dir sorglos, während er zwischen den Bäumen hin und her tollt. Jetzt, wo ihr den Fluss wiedergefunden habt, fällt einiges an Anspannung von dir ab. Du bist zwar noch wachsam, aber du merkst, wie die Verantwortung, euch sicher durch den Dschungel zu bringen, weniger wird. Rational betrachtet, weißt du, dass du keine Verantwortung für den Affen trägst und er auch ohne dich überlebt hat, bevor du auf die Insel gekommen bist, doch irgendwie hast du schon ein wenig das Gefühl, dass er zu Familie geworden ist. Du schaust ihm dabei zu, wie er spielt und magst gar nicht daran denken, dass er auch bei deinem zweiten Versuch, von der Insel hinunterzukommen, wahrscheinlich nicht mitkommen will.

Allein die kurze Überlegung darüber zerbricht dir fast das Herz. Als ob dein Gefährte spüren würde, was in deinem Kopf vorgeht, kommt er zu dir zurück und springt wie gewohnt auf deine Schulter. Sein kleines fellbewachsenes Köpfchen vergräbt er kurz an deinem Hals, nur um dann gleich wieder ganz geschäftig seine Fliege zurechtzurücken. Mit einem Lächeln bindest du ihm die Fliege neu, die durch euren abenteuerlichen Weg ganz schön in Mitleidenschaft gezogen wurde und klopfst ihm dann ein paar Mal liebevoll auf den Kopf. Er schnurrt beinahe und springt dann wieder auf den Weg, um einem Schmetterling nachzujagen.

In der Ferne verstummt das Gewinsel, was du mittlerweile kaum noch zur Kenntnis nimmst. Solange es keine Gefahr für euch darstellt oder bei der Suche nach dem Boot, einem Heimweg oder gegen die Chinchillas hilft, ist es erst einmal zweitrangig! Aber, du fasst dir wieder an die Tasche, könnte das Notizbuch genauso gut darauf auch eine Antwort haben. Die ganze Zeit, bis ihr zu der Flussgabelung kommt, wandert deine Hand immer wieder zu dem Buch, nur damit du dich erneut ablenken kannst.

Diese Insel, findest du, macht dich ganz konfus. Du weißt, dass du zwar schon immer neugierig warst, doch so wissbegierig kennst du dich gar nicht. Achselzuckend schaust du auf die Gabelung. Der Affe ist schon stehen geblieben und schaut dich erwartungsvoll an.

„Na, was willst du von mir, Kleiner?", neckst du ihn. Du überwindest die paar Schritte und setzt deinen Gefährten auf deine Schulter. Gemeinsam schaut ihr in Richtung des Bergs, der euch vor Kurzem samt Boot ausgespuckt hat. Was sich wohl noch an Experimenten darin verbirgt ...?

Das Höhlensystem unter der Insel muss enorm sein, wenn es die Höhle unter dem Wasserfall bis hin zu dem Turm und dem Heim des Gewohnheitstieres verbindet. Und wenn auch nur in einem Drittel der Höhlen Experimentierstationen sind ... Du kratzt dich am Kopf.

Die Zahl der Mutationen, die hier erschaffen wurde, muss gigantisch sein! Kein Wunder, dass du bei beinahe jedem deiner Schritte hier auf ein irgendwie verändertes Wesen stößt. Kurz fragst du dich, ob Borodab das tatsächlich ganz alleine geschafft haben soll. Wie lange war er hier auf der Insel? Der Anzahl der potenziellen Forschungsobjekte nach müssen es Jahrzehnte gewesen sein. Das bedeutet, er hatte wahrscheinlich einen Helfer ...

Du wendest dich von dem Berg und diesem gruseligen Gedanken ab und schlägst dich am Wasser entlang wieder in den Wald hinein. Dieses Mal in die andere Richtung. Hoffend, dass du deine Zeit hier nicht vollkommen vergeudet hast. Andererseits hast du so oder so nichts anderes zu tun auf dieser Insel, als einen Ausweg zu suchen, von daher ...

Tiefer im Wald siehst du, wie die Wurzeln der Bäume immer weiter ins Wasser ragen und die Lianen über dem Wasser immer dichter werden. Mit neuer Hoffnung hältst du nach eurem schwimmenden Untersatz Ausschau.

Du siehst das Boot in der Ferne im Wasser dümpeln. Und wirklich. Du kannst dein Glück kaum fassen: es ist intakt und seetüchtig. Aufgeregt läufst du das Ufer entlang und siehst, dass das Boot sich in den riesigen Wurzeln verfangen hat, die ins Wasser hineinragen. Freudig erregt schaust du den Affen an, der schon auf dem Weg in das Boot ist. Vorsichtig kletterst du auf eine der Wurzeln und rutschst auf deinem Po Stück für Stück in Richtung eures fahrbaren Untersatzes.

Dips

Du sitzt auf dem Boden mit leicht angewinkelten Knien. Deine Arme stellst du hinter deinem Körper ab. Die Fingerspitzen zeigen dabei nach vorne, deine Ellbogen nach hinten. Du drückst deinen Körper mit deinen Armen nach oben, sodass du auf deinen Handflächen und deinen Fersen stehst. Anschließend senkst du deinen Körper wieder ab. Dein Poberührt bei der übung nicht den Boden.

Wiederhole die übung 20-mal.

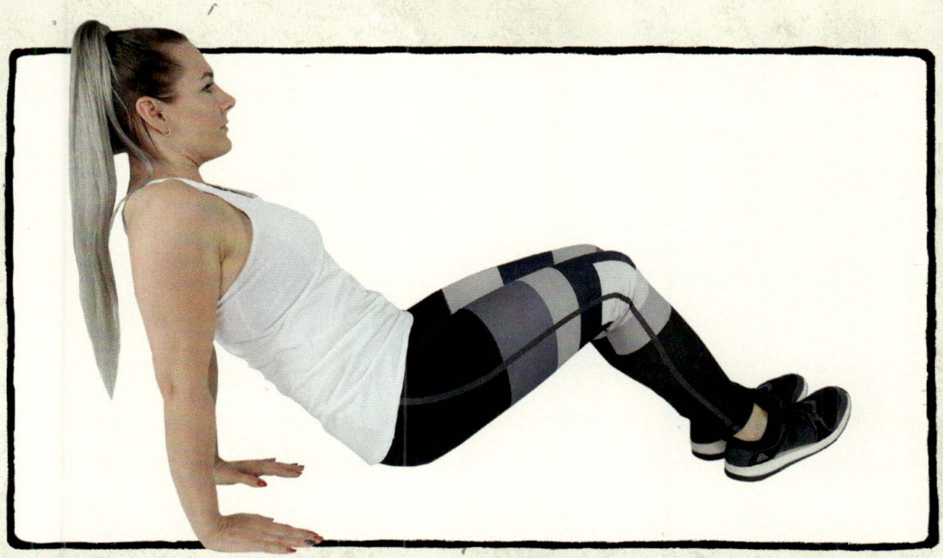

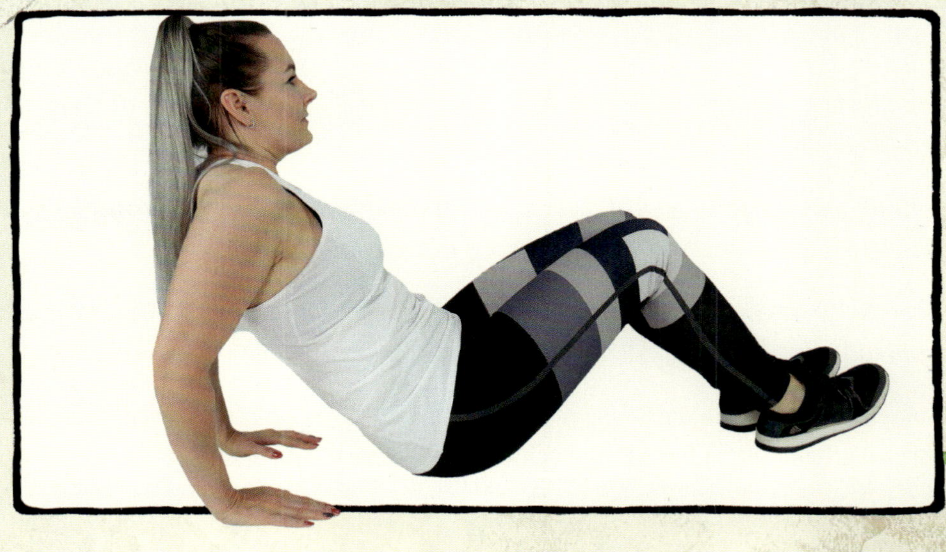

Als du kopfüber hineinpurzelst, löst es sich und wird wieder von der Strömung ergriffen, die euch vorwärts zieht. Laut jubelst du und führst einen Freudentanz auf, den du allerdings schnell unterbrichst, als dir der verurteilende Blick deines Kumpels auffällt. Räuspernd lässt du dich auf die Ruderbank sinken und freust dich im Stillen weiter. Ihr seid wieder auf dem Weg. Es besteht wieder eine reelle Chance auf eine Rückkehr in die Heimat. Doch das heißt auch, ein Abschied rückt immer näher.

Trotzig holst du das Buch raus. Wenn du nicht rudern musst, kannst du immerhin nach Antworten suchen. Nun ja und deine Neugier stillen. Dieses Mal suchst du nach einer Seite, auf der nicht nur ein paar kryptische Begriffe zu entziffern sind. Als du einen kleinen Eintrag zum Thema *Intelligenz* findest, hältst du inne. Schnell wirfst du einen Blick auf den Affen und beginnst dann zu lesen.

„Die ersten Experimente mit Intelligenz sind eher … ungeeignet. Die Instinkte werden kaum überwunden, die Testobjekte sind immer noch kaum mehr als Tiere.

Je mehr ich über das Thema herausfinde, desto faszinierender wird es. Intelligenz scheint immer noch eng an Instinkte geknüpft zu sein, aber die Testobjekte handeln in ihrer Rage, ihrer Angst, ihrem Jagdtrieb logischer. Gezielter. Wenn man das ausbaut, könnte man vielleicht zu wirklichen Strategen kommen.

Einige Testobjekte sind verdummt. Ich weiß nicht wieso und es regt mich auf. Aber es ist nur ein Rückschlag und genauso wie die letzten wird er vorbeigehen.

Das Ergebnis des gezielteren Vorgehens ist mit Testobjekt G wiederholbar, aber eng geknüpft an Territorialverhalten.

G ist für die Experimente nicht mehr brauchbar, sein Verhalten wird aber weiterhin beobachtet. G ist der Sprache mächtig. Vielleicht ist das essenziell für Intelligenz?

Nein. Nein, ist es nicht. Ich glaube, ich habe einen Durchbruch erwirkt. Die Testobjekte, die vorher …"

Aufgeregt schlägst du die Seite um, doch ein Großteil des Eintrags ist nicht mehr lesbar. Lediglich am unteren Rand findest du noch ein paar Sätze, die du entziffern kannst.

„Sprache scheint also nicht nötig, damit die beiden Testobjekte mich verstehen. Sie sind zu menschlichen Gefühlen in der Lage. Ich werde eines davon auf der Insel aussetzen, um sein verändertes Verhalten in freier Wildbahn zu erfahren."

Danach bricht es ab. Über die nächsten Seiten ist nichts mehr lesbar. Enttäuscht klappst du das Notizbuch wieder zu und steckst es weg. Der zweite Absatz, den du gefunden hast, scheint genau auf das Verhalten der Chinchillas zu passen. Um das *Fliegende Lamm* segeln zu können, hätte es einer gehörigen Portion gezielten Verhaltens bedurft und wenn ein starker Instinkt dahinter steckte ... Das Testobjekt G hingegen erinnert dich zu sehr an das Gewohnheitstier ... Du überlegst, ob du weiteren der erwähnten Testobjekte begegnet bist, aber spontan fällt dir keines ein.

Missmutig blickst du wieder nach vorne und denkst dir: nicht schon wieder.

Vor euch tut sich ein Abgrund auf. Kein Wasserfall, Neptun sei Dank, aber dennoch: Die Strömung ist so stark, dass du auch mit deinem ganzen Gewicht, das du ins Ruder legst, nichts ausrichten kannst. Dir wird klar, ihr kommt nicht mehr ans Ufer, bevor der Tunnel, auf den ihr zurast, euch verschluckt. Euch bleibt nichts anderes übrig, als euch festzuhalten und zu beten. Der Affe klammert sich an deinem Hals fest, du an die Seitenwände des Boots. Wie in einer riesigen Achterbahn geht es bergab. Schon wieder taucht ihr in das Tunnelsystem ein.

Rechts. Links. Rechts. Rechts. Schon nach kurzer Zeit verlierst du die Orientierung. An den Felswänden siehst du immer häufiger Eingänge zu weiteren Höhlen aufblitzen. Mal erhaschst du einen Blick auf Käfige, mal auf fremdartig anmutende Wesen. Dann wieder Schwärze. Irgendwann fällt dir auf, dass das Wasser sich langsam beruhigt. Zögernd und auch ein wenig skeptisch steckst du das Ruder in den Fluss und manövrierst euch durch die engen Tunnel.

Was ihr hier definitiv nicht gebrauchen könnt, ist ein Leck. Jetzt, wo ihr wieder gemächlicher unterwegs seid, hebt auch der Affe wieder seinen Kopf und versteckt ihn gleich wieder.

Unbeherrscht fängt er an zu zittern. Besorgt schaust du auf ihn herab, musst dich aber gleich wieder auf die Strömung und die spitzen Steine konzentrieren, die hier und da aus dem dunklen Wasser ragen. Ob hier wohl auch Experimente an deinem kleinen Freund durchgeführt wurden? Du magst dir gar nicht ausmalen, was er vielleicht schon erlebt hat.

In einem Versuch, ihn aufzuheitern, schlägst du ihm vor:

„Olonnais?"

Noch immer zitternd, schüttelt der kleine Affe an deiner Schulter den Kopf.

„Vane?"

Dein Gefährte hüpft vor dir ins Boot und schüttelt, zwar weiterhin zitternd, energisch das kleine Köpfchen.

„Ach, komm schon, irgendein Name muss dir doch gefallen!", beschwerst du dich und da scheint auf einmal alle Furcht vergessen. Der Affe fängt an zu zetern, während du dich immer noch um eure sichere Weiterfahrt sorgst.

Grinsend schaust du immer mal wieder auf deinen Gefährten und wunderst dich, was genau er dir wohl sagen will. In dieser Hinsicht teilst du wohl Borodabs Meinung, was den fehlenden Zusammenhang zwischen Intelligenz und Sprache angeht. Denn dein kleiner Freund ist eindeutig nicht dumm.

Am Ende des Tunnels siehst du wieder einmal das schimmernde Licht der Pilze und hoffst darauf, möglichst schnell wieder einen Ausweg aus diesem Wirrwarr von Gängen zu finden.

Aber als euer Boot aus dem Tunnel herausgespült wird, kannst du nur staunen. Hoch über dir wölbt sich eine riesige Kuppel, die über und über bedeckt ist mit schimmernden Pilzen. Nur zwischendurch ist die Masse unterbrochen von kleinen Löchern, die aber kein Licht einlassen, wie in der Höhle hinter dem Wasserfall, sondern tiefschwarze Dunkelheit. Wie Zahnlöcher prangen sie in der Decke. Peinlich berührt klappst du deine Kinnlade wieder hoch, als du dich in dem unglaublich großen Saal umsiehst, der völlig überschwemmt ist. Durch die vielen Pilze ist er in ein fluoreszierendes Licht getaucht, dass die Felswände beinahe lebendig wirken lässt.

Aber trotzdem verströmt es eine Atmosphäre von ... Ruhe. Eigentlich hättest du diesen Raum bei objektiver Betrachtung eher als unheimlich eingeschätzt, doch sein Charakter als Ruhepol ist nicht zu leugnen.

Du blickst dich um, nach einem zweiten Tunnel, einem Ausweg aus diesem Labyrinth, doch im Gegensatz zu den Tunneln, die du gerade durchsaust hast, geht hier kein weiterer Weg ab. Nur ein Ufer aus schwarzem Sand zieht sich einmal an der gesamten Hallenwand entlang. In einem beinahe perfekten Kreis. Du entschließt dich, dir das Ufer genauer anzusehen und ruderst langsam darauf zu, doch als du gerade deinen letzten Ruderschlag machen willst, ergreift euch eine Strömung und zieht euch zurück in die Mitte des Sees.

Nachdem du das Spiel einige Male mitgemacht hast, gibst du es auf. So wichtig ist dir dieses Ufer nun auch wieder nicht. Daher machst du dich daran, wieder zurück in den Tunnel zu paddeln, um dort in einer der Höhlen oder Seitenarme des Flusses einen Ausgang zu suchen, doch als du fast im Tunnel angelangt bist, wirst du auch hier zurück in die Mitte des Sees gezogen. Erbost siehst du dich erneut um, doch du kannst nichts entdecken, was eine Strömung rechtfertigen oder bei einem Entkommen aus dieser Falle helfen könnte.

Auch dein Begleiter ist dir keine große Hilfe. Er beachtet eure Umgebung kaum und zetert nach wie vor vor sich hin.

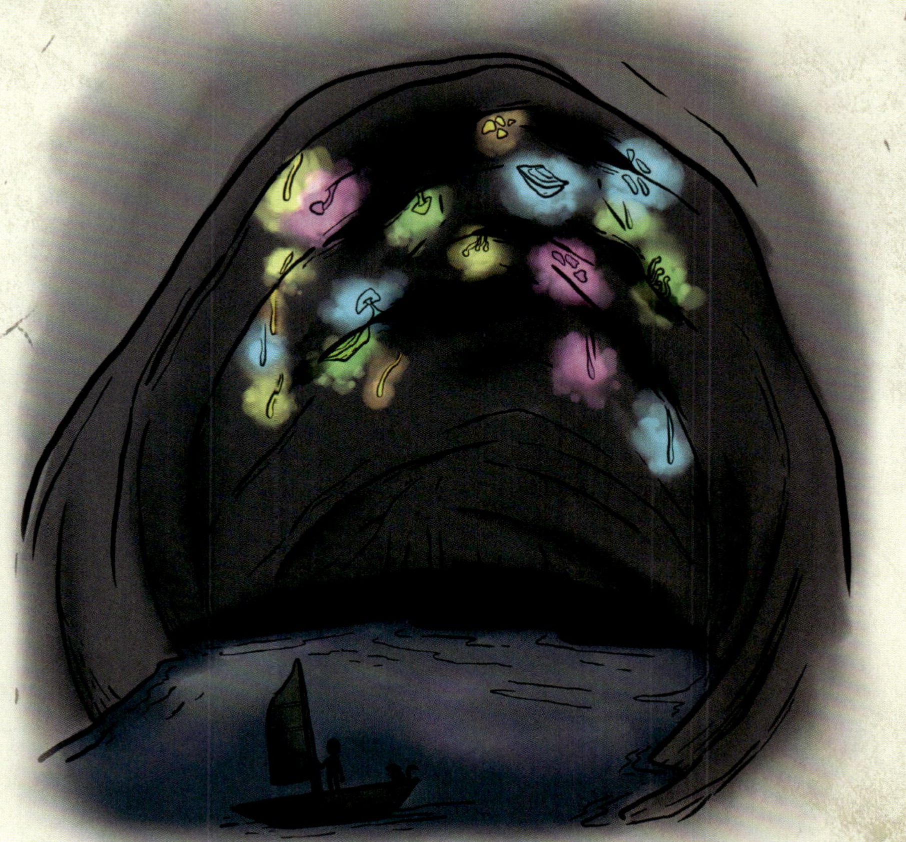

Bevor du weißt, wie dir geschieht, hängst du in der Luft. Kopfüber. Panisch trittst du in die Luft und versuchst, herauszufinden, was passiert ist. Unter dir siehst du den erstarrten Affen, dessen Gesprächspartner gerade verschwunden ist. Immer weiter geht es in die Höhe, bis du in der Mitte der Höhle hängst. Dein Blick wandert nach oben, doch du kannst nichts sehen. Deshalb ziehst du dich immer wieder nach oben, um einen Blick auf die Falle zu werfen.

Seilzug

Du legst dich auf den Rücken und streckst deine Beine gerade nach oben. Deine Arme legst du unter deinen Po. Nun hebst du dein Becken, so weit es geht, nach oben. Senke es langsam wieder ab. Du solltest bei der Übung deine Bauchmuskeln spüren.

Workout

Wiederhole die Übung 20-mal.

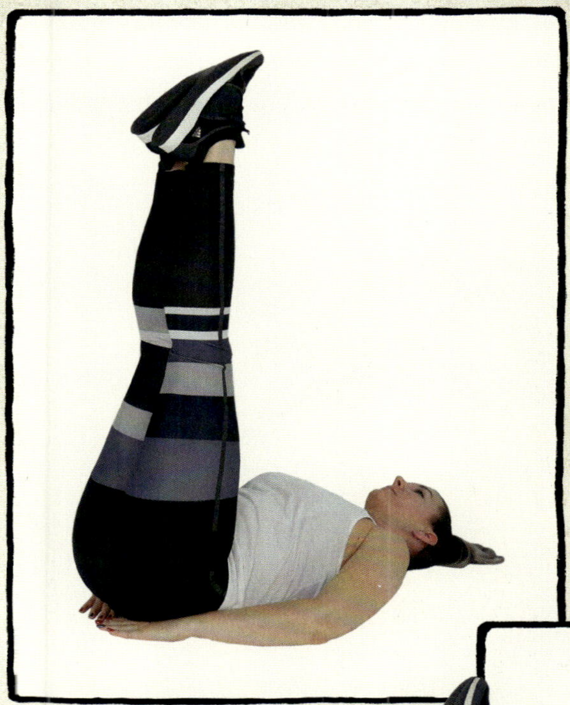

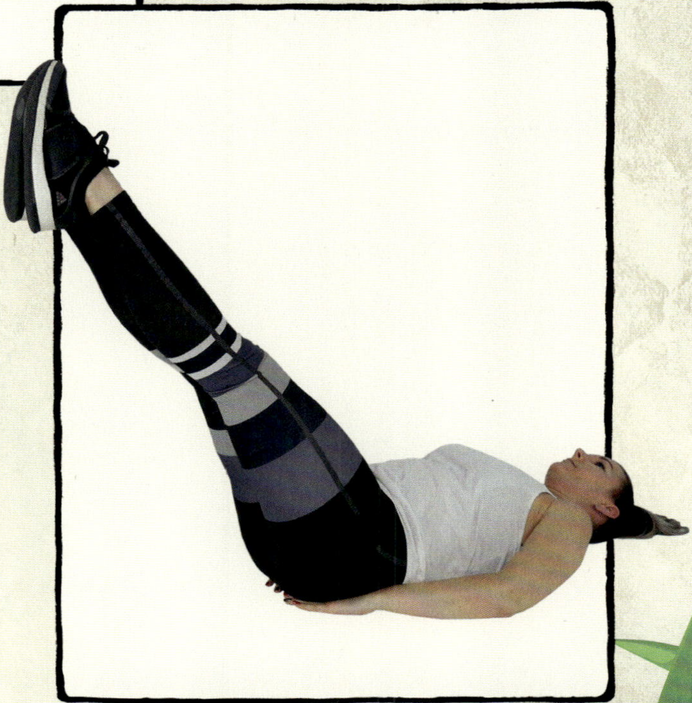

Du siehst, dass um deinen Fuß eine Art Seil geschlungen ist und tastest nach deinem Käsemesser. Mit einiger Mühe drehst und wendest du dich, um es aus deinem Gürtel rauszubekommen. Voller Furcht greifst du an die Stelle, an der du das Notizbuch verstaut hast, und atmest erleichtert auf. Es ist nicht runtergefallen, sondern ruht noch immer in deiner Tasche.

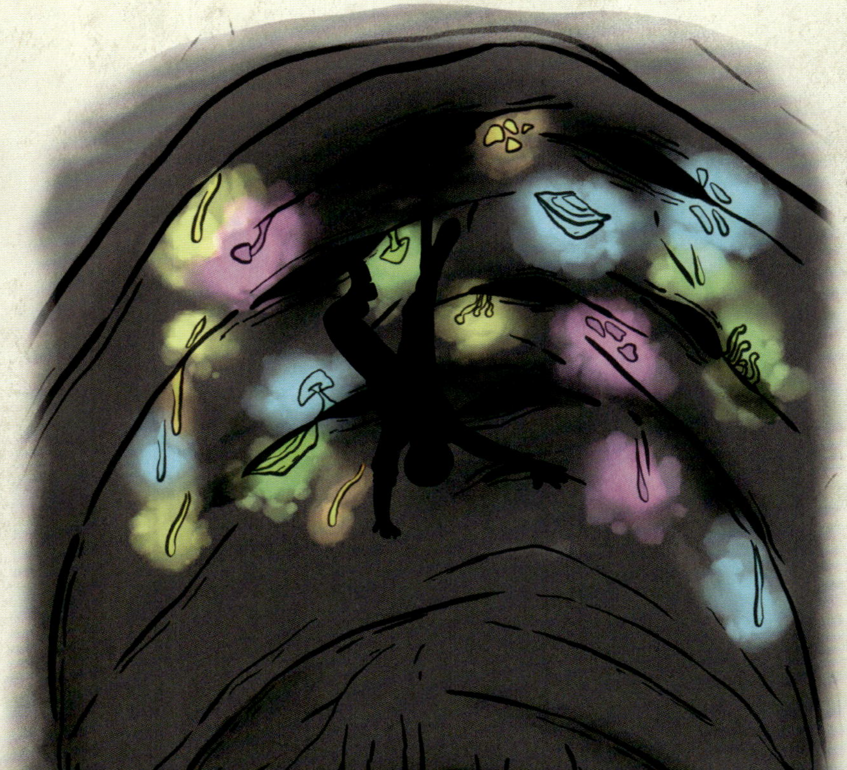

Du schließt kurz die Augen, um dich dann an die anstrengende Aufgabe zu machen, das Seil durchzusäbeln. Als du fast fertig bist und es sich schon fast von alleine löst, kommt dir in den Kopf, dass du, wenn das Seil durch ist, runterfallen wirst. Mental bereitest du dich schon darauf vor, als dir siedend heiß einfällt, dass du dann ins Wasser platschen wirst und in deiner Erfahrung vertragen sich Bücher nicht gut mit Wasser. Aufgeregt greifst du wieder nach dem Buch und zerrst es aus deinen Klamotten. Du schaust es kurz an und dann auf das Boot unter dir.

Mit zusammengebissenen Zähnen streckst du dich nach unten und lässt es auf das Boot fallen. Mit einem befriedigenden Knall hörst du, wie es auf dem Holz landet. Und dann ist es schon so weit. Das Seil über dir löst sich mit einem bedrohlichen Knarzen und du stürzt in die Tiefe. Dir bleibt gar keine Zeit zum Schreien, da tauchst du schon in das eiskalte Wasser ein. Du kämpfst dich an die Wasseroberfläche zurück und zu deinem Boot. Bibbernd ziehst du dich hinein und bleibst liegen, während der Affe mit dem Zetern wieder anfängt.

Du schließt erleichtert die Augen. Wie leicht hättest du auf das Boot fallen und sterben können?

Bebend atmest du ein und aus. Konzentrierst dich ganz auf deinen Atem. Als du wieder einigermaßen klar im Kopf bist, setzt du dich auf und schaust erneut an die Decke. Du weißt immer noch nicht, woher das Seil kam. Irritiert blickst du dich in der gesamten Höhle um, erhaschst aber nur einen Blick auf ein paar – Sind es Vögel? –, die dich mit unheimlicher Intensität anstarren.

Du schaust genauer hin und bemerkst mit jeder Sekunde, die du hinüberschaust, mehr Unterschiede zu Vögeln. Die Krallen sind spitzer und dicker. Der Schnabel länger und stärker. Als eines der Wesen seine Flügel aufspannt, bemerkst du, dass sie nicht mit Federn bedeckt sind, sondern irgendwie ledrig sind und als es dann auch noch den Schnabel aufreißt und kleine, spitze Zähne zum Vorschein kommen, werden deine Augen immer größer. Warum nur müssen alle Viecher auf dieser Insel immer bedrohliche Zähne haben?!

Dir fallen wieder die Bilder ein, die deine Mutter dir in Kinderbüchern gezeigt hat, als du noch ganz klein warst. Diese Wesen, die nicht viel größer sein können als dein Affe, sehen tatsächlich aus wie kleine Saurier. Faulusaurier. Du kannst dich nicht wirklich daran erinnern, was deine Mutter dir darüber erzählt hat, aber deiner Auffassung nach waren die kleinen Wesen auch bereits ausgestorben. Eventuell sogar, weil sie zu faul waren, sich Nahrung zu suchen?

Angestrengt überlegst du, ob sie dich wohl angreifen würden, wenn du dich bewegst, aber andererseits bist du gerade von der Decke gefallen und die Faulusaurier haben sich nicht bewegt. Als du das Paddel wieder in das Wasser steckst und dir die nassen Haare aus dem Gesicht streichst, bewegen sie sich immer noch nicht und so ruderst du langsam in Richtung Tunnelsystem. Eindeutig erleichtert darüber, dass die Strömung wohl beschlossen hat, dich gehen zu lassen.

Ein Flügelrauschen hinter dir lässt dich zurückschauen und so siehst du noch die unheimlichen, gelblich leuchtenden Augen der Saurier, die durch die Löcher in der Decke hinausfliegen. Waren die Löcher deswegen überall auf der Insel in den Höhlen?

Schulterzuckend siehst du wieder nach vorn und biegst in den ersten Gang ab, der sich neben dir auftut. Auch hier ist die Wand in ein fluoreszierendes Licht getaucht. Weit entfernt hörst du wieder das Winseln, doch dieses Mal scheint es sehr schwach zu sein und aus der Richtung der großen Höhle zu kommen, deren Strömung du gerade entronnen bist.

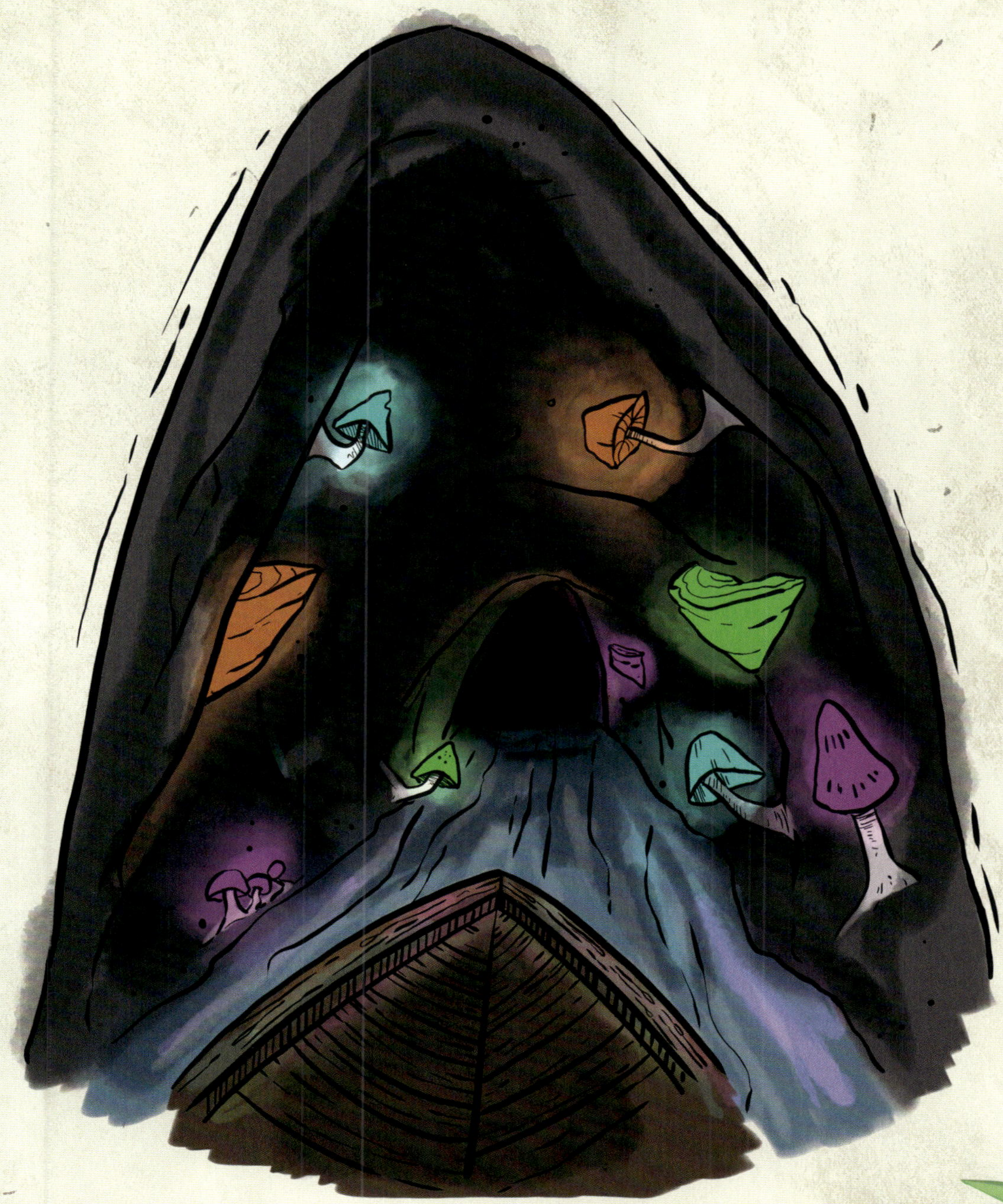

8

(K)ein Ende in Sicht?

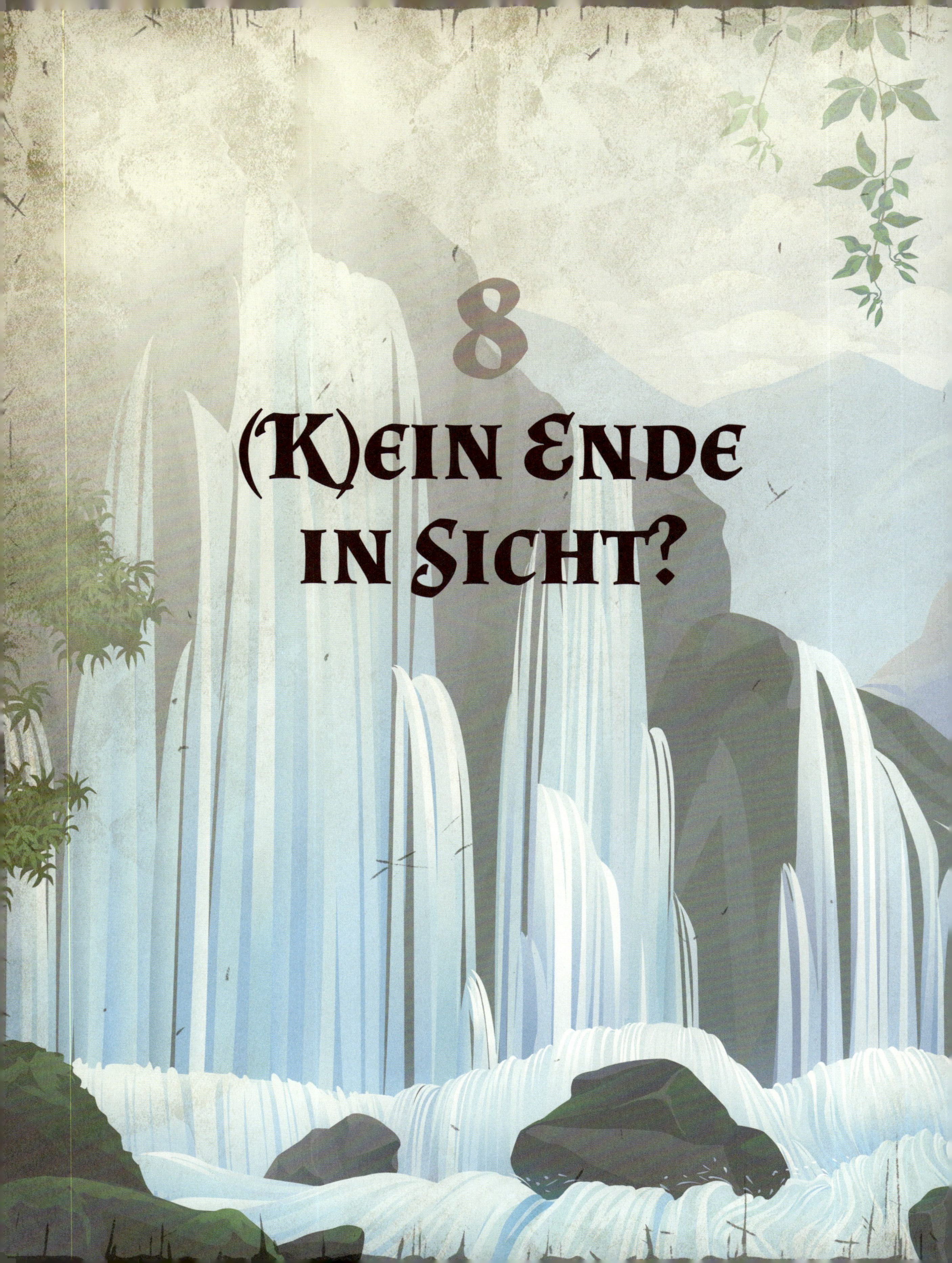

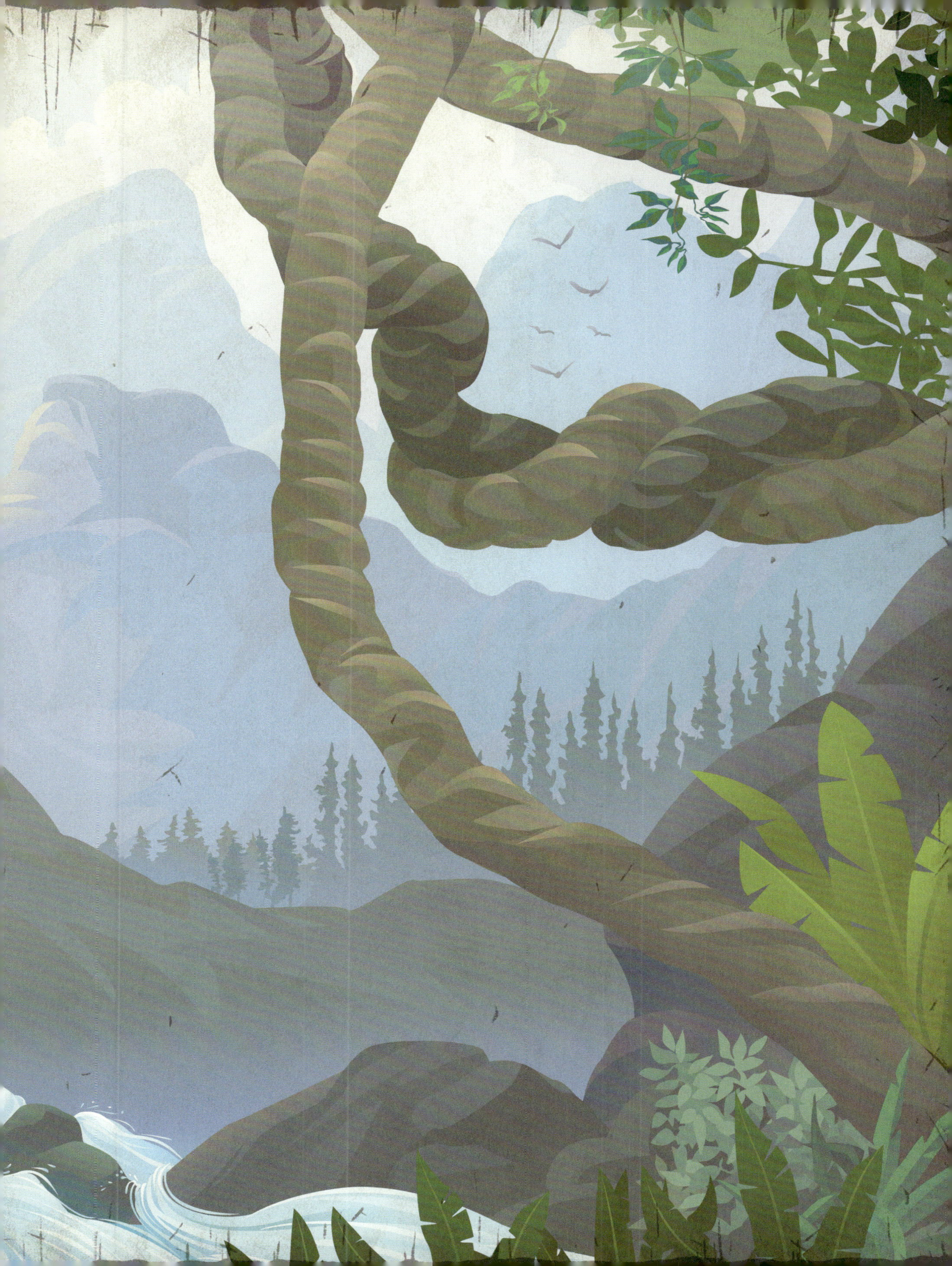

(K)ein Ende in Sicht?

Du streichst dir deine nassen Haare aus dem Gesicht und bespritzt deinen Begleiter mit dem Wasser. Lachend beobachtest du, wie er sich mit den kleinen Händen das Wasser empört aus dem Fell streicht.

Dein Blick schießt nach vorne, als ein plötzlicher Ruck durch das Boot geht. Alarmiert stehst du beinahe im Boot, während der Affe noch gar nichts bemerkt zu haben scheint. Vor euch breitet sich eine ähnlich große Halle wie die, der ihr gerade entkommen seid, aus. In der Decke sind die gleichen Löcher, die gleichen fluoreszierenden Pilze an der Decke.

Doch ein gravierender Unterschied lässt dir Schauer den Rücken hinunterlaufen. Überall an den Wänden sind Käfige aufgestapelt. Sie alle sind verschlossen und gefüllt mit den unterschiedlichsten Tieren, Mutationen, Kreuzungen, Mischungen. Dein geschockter Blick gleitet an der Wand entlang und du merkst, wie du in deiner Vorstellung versuchst, die ursprünglichen Tiere zu sehen.

Ohne nachzudenken, setzt du deinen Fuß aus dem Boot. An das Ufer, an das ihr gerade gestoßen seid. Schwarzer Sand schmiegt sich an deine Füße, als du den ersten tauben Schritt machst.

Eine schreckliche Stille liegt über dem Raum, als du an den ersten Käfigen vorbeischreitest. Bei manchen bist du dir nicht einmal sicher, ob ihre Bewohner noch leben. Ein leichtes Trippeln lässt dich hinter dich schauen. Dein Affe hat das Boot hinter dir verlassen und springt auf deine Schulter. Sein sonst so spielvolles Verhalten ist wie weggeblasen. Noch während du weitergehst, merkst du, dass du das Ganze hier nicht so lassen kannst.

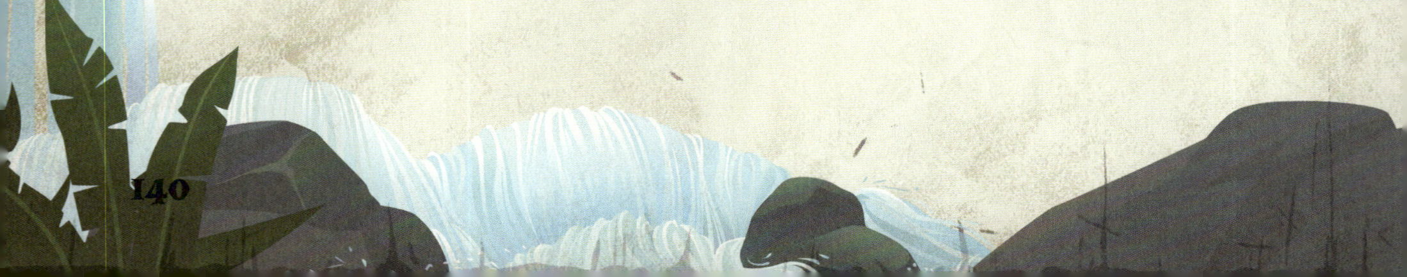

Hastig nach links und rechts blickend, machst du dich an der ersten Käfigtür zu schaffen. Darin sitzt ein kleiner Hase, der kontinuierlich die Farbe ändert. Erst rot, dann weiß, blau, grün, rot, blau, lila. Angstvoll schaut er dich an, als du ihn aus dem Käfig hebst. Während du ihn absetzt, färbt er sich tiefschwarz und passt sich damit perfekt dem Sand an. Angsthase, denkst du dir. Auch in den nächsten Käfigen findest du ähnlich verschüchterte Tiere. Keines davon greift dich an, wie du merkst.

Deine Gedanken kreisen um die Chinchillas, während du immer schneller die Türen aufreißt und die Tiere befreist. Wenn ihr Züchter sie nicht aggressiv gewollt hätte, so wären sie dies auch nicht. Dein Glaube, dass Borodab sie, willentlich aggressiv gemacht, auf Erteras losgelassen hat, verstärkt sich immer mehr.

Als du an der hinteren Wand angekommen bist, hörst du ein leises Schnattern. Erschrocken drehst du dich um und siehst einen der Faulusaurier an deinem Boot sitzen. Erleichtert, dass es nichts Gefährliches ist, drehst du dich wieder um und machst dich an der nächsten Tür zu schaffen. Hinter dieser verbirgt sich ein fliegendes Etwas, dass sich, sobald du die Tür öffnest, in den freien Raum stürzt und in seiner Verwirrung immer wieder gegen dich fliegt. Perplex versuchst du, auszuweichen.

Ausweichen (Set)

Führe zwei Wiederholungen des Workouts durch.

Workout

20 Kniebeugen
30 Jumping Jacks

Auf einmal spürst du, wie der Boden unter dir wegbricht. Der Sand rinnt langsam vor dir in den Boden. Mit einem Hechtsprung kannst du dich noch nach hinten retten. Dein Rücken prallt schmerzhaft gegen die offenen Gitter der Käfige und für einen Moment blickst du dich benommen um. Dann aber springst du auf und rennst zum Boot.

Auf dem Weg schnappst du dir den schnatternden Affen und hechtest weiter zum Ruder. Du willst gar nicht wissen, was für eine neue Mutation dort aus dem Boden steigt. Diese Insel ist im Gegensatz zu deiner Heimat eigentlich nicht deine Baustelle. Ein unheimliches Lachen lässt dich herumfahren.

„So, so, du bist also unser kleiner, feiger Held ..."

Deine Augen werden groß und deine Augenbrauen berühren bestimmt deinen Haaransatz. Vor dir steht ein Maulwurf. Aber was für einer!

Keiner dieser verschmusten kleinen Knuffel, die du aus dem Garten deiner Oma kennst, sondern ein Tier von bestimmt zwei Meter Größe mit garantiert dem gleichen Bauchumfang.

Um seine Stirn ist eine Höhlenlampe geschnallt, die dir genau in die Augen leuchtet, sodass du dein Gesicht kurz abwenden musst.

Du versuchst, dich unmerklich immer weiter nach hinten zu bewegen, zu deinem Boot hin, als dir etwas auffällt. An einer Leine klettert hinter dem Maulwurf ein kleiner Affe aus dem schwarzen Erdloch, das das Vieh mit seinen Krallen freigeschaufelt hat. Dein Gefährte auf deiner Schulter versucht, sich schon fast auf den anderen Affen zu werfen, doch du kannst ihn gerade noch festhalten. Mit aller Kraft versucht er, von dir wegzukommen, während du versuchst, ihn bei dir zu behalten und vor dem potenziell bösen Wesen vor dir zu schützen.

Der kleine Affe auf der anderen Seite der Höhle hat eine ähnliche Musterung und scheint genauso dringend zu deinem Begleiter zu wollen, wie er zu ihm. Mit Schrecken siehst du zu, wie der Maulwurf einmal ausholt, um den Affen mit einem aufheulenden Kreischen zurück in das Erdloch zu treten.

„Aufmüpfig ... Nur aufmüpfige Experimente heute ... Und unser Held hat wohl Bekanntschaft mit Testobjekt A gemacht", der böse Blick wandert zu deinem Affen, der genauso verschreckt dreinschaut, wie du dich fühlst: „Testobjekt B hatte es wohl eher nicht so gut!"

Wieder lacht er dieses unheimliche Lachen und blinzelt mit einem grausamen Funkeln in den Augen in das Erdloch hinter sich.

Der Affe neben dir schaut dich mit flehendem Blick an und zieht leicht an deinem Ohr. Du seufzt tief und schließt kurz die Augen. Alle Gedanken an Flucht sind wie weggeblasen. Du kannst schließlich nicht den Leidensgenossen deines Freundes hier zurücklassen und generell kein Tier, das misshandelt wird.

Du entschließt dich, den Maulwurf in ein Gespräch zu verwickeln, um Zeit zu schinden. Du brauchst eine Waffe, kannst du nur denken.

„Testobjekt A?", stellst du dich dumm.

Und wieder dieses Lachen. Die Krallen in den breiten Gürtel gestützt, der um die Latzhose des Maulwurfs geschlungen ist, beugt er sich nach hinten.

„A und B! Hat mein Meister gut hingekriegt, nicht wahr? Intelligenz ohne Sprache und haben sich nich mal so anders entwickelt in freier Wildbahn wie in Gefangenschaft!"

„Und das Testobjekt G?", dein Blick huscht unauffällig hinter dich.

„Ach ja, das Gewohnheitstier ... das hast du ganz schön zusammengeschlagen!"

Ruckartig bleibst du stehen. Woher wusste das Wesen von deiner Prügelei mit dem Gewohnheitstier?

„Woher ...?", deine Frage verklingt in dem stillen Saal.

Sobald du fragst, pfeift der Maulwurf einmal kräftig und grinst dich dann an.

Du hörst ein hohes Winseln, das du mittlerweile nur allzu gut kennst. Ein Luftzug lässt dich nach oben blicken, wo durch die Löcher in der Decke auf einmal ein Windsstoß kommt.

Perplex geht dir ein Licht auf. Die Löcher in der Decke funktionieren wie ein Flaschenhals!

Die Luft, die darüber strömt, erzeugt das hohe Fiepen, das du auf der gesamten Insel gehört hast. Die Höhle hinter dem Wasserfall, Borodabs Turm, der andere Saal. Auf einmal geht dir auf, dass du in allen von ihnen Löcher in der Decke und den Wänden bemerkt hast.

Dann aber schießt dir die nächste Frage in den Kopf: Woher kommt der Windstoß für die schaurige Musik? Schließlich seid ihr, obwohl in der Kuppel Löcher sind, immer noch unter der Erde!

Etwas plumpst neben dir auf den Boden. Bei genauem Hinsehen entpuppt sich das Bündel als Faulusaurier, der sich in seinen eigenen Flügeln verfangen hat und sich nun fiepend entwirrt, um trotzig davonzumarschieren. Trocken denkst du dir, dass Borodab seinen Mutationen eindeutig zu viel Charakter gegeben hat. Schnell aber reißt du deinen Kopf wieder nach oben, als ein ganzer Schwarm der Faulusaurier still auf den Käfigen landet und euch mit riesigen Augen intensiv anblickt.

„Faulusaurier", ertönt es hinter dir, „sind ein bisschen umgezüchtet sehr, sehr hilfreich."

Der unheimliche Unterton, der in dieser Nachricht mitschwingt, lässt dir eine Gänsehaut wachsen.

„Warum?", fragst du tonlos.

„Verdammt geschickte Beobachter! Und mit ein bisschen telepathischer Veranlagung übertragen sie alles, was sie sehen, direkt in die Schaltzentrale."

Kurz bist du überrascht, dass es eine Schaltzentrale gibt, aber dann überlegst du dir, in welchem Ausmaß hier Experimente durchgeführt werden und deine Überraschung verschwindet ins Nimmerwiedersehen. Für jetzt. Dir kommen die ganzen Gelegenheiten ins Gedächtnis, in denen du dich beobachtet gefühlt hast. In der Höhle hinter dem Wasserfall zum Beispiel ...

Waffe, denkst du dann. Vorsichtig machst du dich wieder daran, einen kleinen Schritt nach dem nächsten nach hinten zu setzen.

„Schaltzentrale?", versuchst du den Maulwurf wieder in ein Gespräch zu verwickeln.

Empört starrt dieser dich an: „Glaubst du etwa, dass sich ein solch großes Forschungszentrum im Alleingang verwaltet?? Natürlich gibt es eine Schaltzentrale, in der alle Fäden zusammenlaufen. Analyse über Analyse und Tränke und Mutationsmittel! Und alles wird davon überwacht, sämtliche Experimente und die Trainingsbereiche nicht zu vergessen!"

„Trainingsbereiche?"

Ein weiterer Zentimeter. Und noch einer. Das Ruder könnte funktionieren.

„Na klar, hat unser Held nicht schon unser Botanium gesehen? Glaubt unser Held etwa, dass nur er sich zur Ringelblume verirrt hat? Nein, nein, nein, das wird regelmäßig arrangiert, sie soll ja nicht dick und faul werden, wie diese Saurier hier!"

Du zuckst zusammen, als er Anstalten macht, einen der Faulusaurier zu treten, doch dieser weicht zu deiner Erleichterung noch rechtzeitig aus und entgeht dem bekrallten Fuß des Maulwurfs.

„Und der Fluss? Hat unser Held darüber schon einmal nachgedacht?"

Kurz denkst du daran zurück, wie du dir darüber tatsächlich Gedanken gemacht hast, doch da fährt dein Gegenüber schon fort:

„Natürlich hat sich unser schlauer Held noch keine Gedanken darüber gemacht, wusste ja nicht mal was von der Schaltzentrale! Tja, der Fluss war das Botanium für die Chinchillas. Wir haben sie zum Schwimmen gebracht, die Viecher. Aber nur im Süßwasser, warum auch immer saufen sie im Salzwasser immer ab. Brauchten ja einen Ort zum Üben! Deshalb auch die Piranhas nach dem Wasserfall, von denen waren die Chinchillas echt keine Fans, also keine abgesoffenen Chinchillas, wenn sie sich ins Meer verirren!"

„Daher also die Angst der anderen Mutationen vor dem Wasser? Chinchillas oder Piranhas?"

„Mensch, unser Held wird ja noch zum Akademiker hier! Klaro hatten die anderen Angst vor den Chinchillas, ganz schön böse, kleine Viecher! Und territorial noch dazu!"

„Warum sind sie dann abgehauen? Wenn die Insel doch ihr Territorium war?"

„Wer spricht denn hier von abhauen? Programmiert sind die darauf, sich bei der ersten, sich bietenden Gelegenheit ans Festland durchzuschlagen!"

„Der ersten?"

Sprich weiter, denkst du dir und rutschst ein weiteres Stückchen in Richtung Boot.

„Klar! Als Borodab damals seinen Weg ans Festland gemacht hat, um dort noch böser zu sein als hier, hat er einen Bannzauber gesprochen. Nichts, was auf dieser Insel ist, kommt jemals wieder hinunter, bis er tot ist!"

Deine Gedanken drehen Kreise: Borodab war tot? Und warum hatte er überhaupt einen Bannzauber über die Insel gelegt?

„Warum der Bannzauber?"

„Na, damit die anderen Mutationen nicht abhauen! Wäre ja schlecht, wenn sie nach Erteras kommen, bevor sie so böse sind, wie sie nur werden können!"

Du wirfst einen irritierten Blick auf den kleinen Affen, den der Maulwurf natürlich prompt bemerkt.

„Bei denen ... ist was schiefgelaufen ..."

„Und das Gewohnheitstier und der Esel?"

„Zwar aggressiv, aber der Trigger ist noch nicht genug ausgeweitet! Aber das kriegen wir schon noch hin, nicht wahr?", der Maulwurf schaut böse grinsend zu dem Loch hinter sich.

Deine Augen weiten sich und du ziehst dich immer weiter zum Boot zurück.

„Was ist mit dem Turm?"

Der Maulwurf schnauft: „Schlafzauber, der Meister wollte nicht, dass sich irgendwelche der Mutationen daran gütlich tun. Die Schlange ist ziemlich gefräßig. Vertilgt alles, was sich bewegt!"

„Kommst du auch nicht rein?"

Der Maulwurf schnauft erneut und schaut kurz weg.

Du machst einige große Schritte in Richtung deines Bootes.

„Das werte ich mal als Nein", lachst du den Maulwurf aus. Wenn er wütend wird, wird er vielleicht unvorsichtig. Dein kleiner Begleiter schaut dich alarmiert an. Als du daran denkst, dass wahrscheinlich auch er mit den Füßen des Maulwurfs Bekanntschaft gemacht hat, wirst du auf einmal stinksauer. Mit einem Satz wirfst du dich in Richtung des Bootes, du krallst dir das Ruder. Langsam umkreisen du und der Maulwurf sich. Mit aller Kraft holst du aus und schlägst deinen Gegner. Dieser weicht aber aus und so triffst du ihn nur an der Schulter. Das Wesen lacht nur.

„Genauso rühmlich wie der Käpt'n, der hier war, was? Haha, Wortwitz verstanden?"

Wütend stürmst du wieder auf ihn zu und versuchst, ihn erneut zu schlagen. Du weißt gar nicht, wie dir geschieht, aber plötzlich liegt das Ruder in der Hand des Maulwurfs, der es mit großer Geste hinter sich wirft.

„Na, kleiner Held, Angst?", fragt er mit einem süffisanten Grinsen.

„Niemals", zischst du zurück und stürzt dich auf ihn.

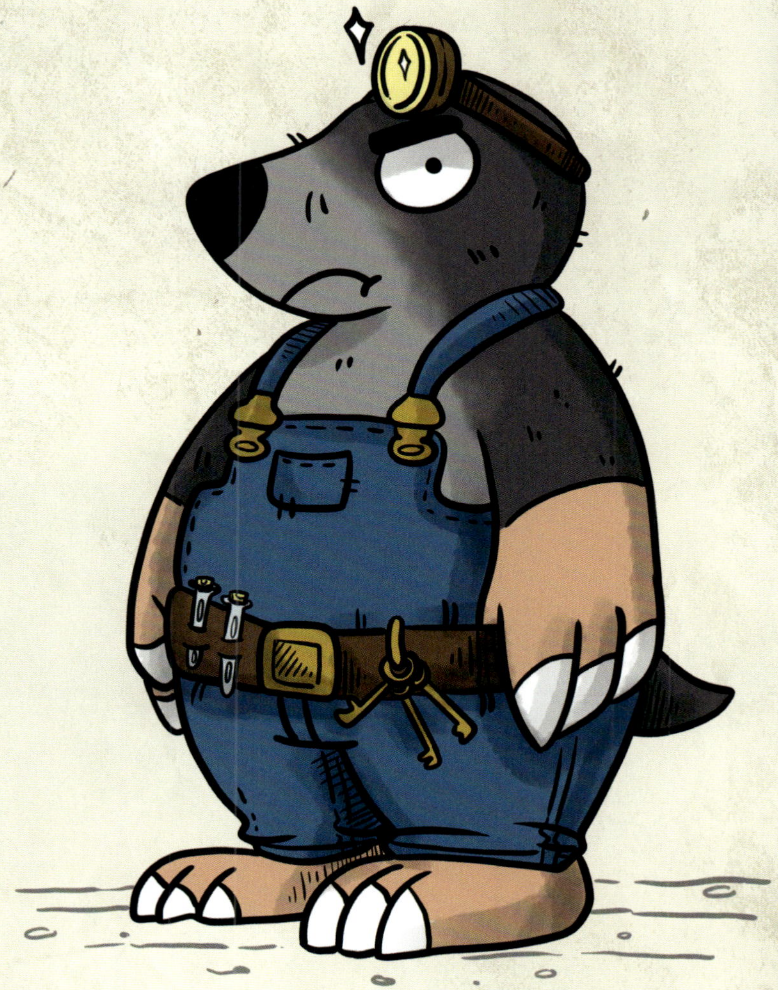

Boss: Der Maulwurf

Militär-Liegestütze

Du liegst auf dem Bauch und hast die Fußballen aufgestellt und die Arme hinter dem Rücken verschränkt. Dein Kopf ist leicht angehoben. Du bewegst deine Hände in die normale Liegestützposition und drückst dich hoch. Nun senkst du dich wieder ab und verschränkst deine Arme wieder hinter deinem Rücken. Du machst sofort den nächsten Liegestütz.

Workout

90 Sekunden Schattenboxen
60 Sekunden High Knees
40 Jumping Jacks
10 Militär-Liegestütze

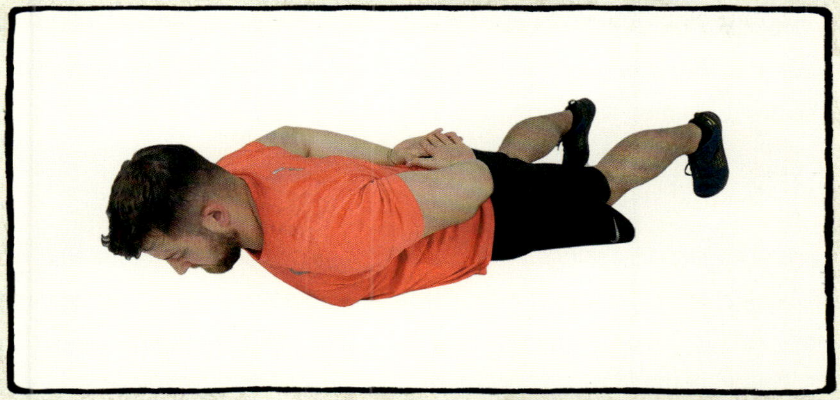
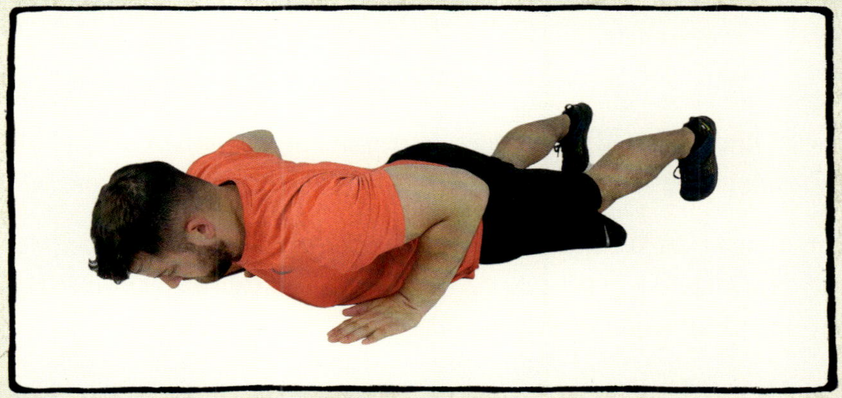
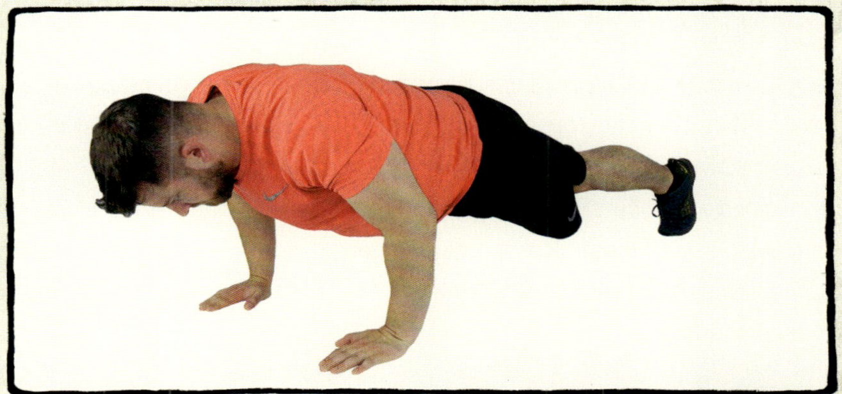

Immer weiter kämpft ihr gegeneinander, doch euer Kampf scheint ausgewogen zu sein. Keiner von euch kann die Oberhand über den anderen gewinnen. Mittlerweile blutet ihr beide aus unzähligen kleinen Wunden. Aus den Augenwinkeln siehst du den kleinen Affen neben seinem Freund sitzen. Die beiden umarmen sich innig und schauen bange bei eurem Kampf zu. Du baust einen Blickkontakt zu deinem Begleiter auf und schaust immer wieder schnell zu dem Ruder, das hinter dem Maulwurf liegt.

Zögernd und ängstlich schauend, löst sich dein kleiner Kumpane aus der Umarmung und richtet sich mutig seine Fliege zurecht. Du wehrst die nächste Attacke deines Gegners ab, während du mit einem flauen Gefühl im Magen immer mal wieder einen Blick zu dem Affen wirfst, der sich seinen Weg zum Paddel bahnt.

In einem Augenblick der Unachtsamkeit stürzt sich der Maulwurf auf dich und wirft dich glatt um. Mit seinen Pranken um deinen Hals keucht er: „Dein Ende ist gekommen, elender Held!"

Du siehst schon schwarze Punkte vor Augen, als du plötzlich ein Ruder hinter dem Maulwurf aufragen siehst. Die beiden Äffchen halten es gemeinsam und lassen es mit all ihrer Kraft, ihrem Zorn und ihrer Angst auf den Kopf des Feindes sausen. Immer und immer wieder.

Der Griff um deinen Hals löst sich und mit einem überraschten Laut stürzt der Maulwurf wie ein Stein auf dich. Angestrengt rollst du ihn von dir runter und blickst die beiden kleinen Affen verblüfft an, die sich schnatternd in deine Arme werfen. Ihr habt gewonnen.

Und der böse Maulwurf hat euch sogar vielleicht einen Weg aus diesem riesigen Tunnelsystem nach draußen gebuddelt.

Einen kurzen Moment genießt du noch die Umarmung der kleinen Racker, bevor du dich versuchst, aufzuraffen. Dein kleiner Freund und sein Begleiter allerdings scheinen andere Pläne zu haben. Mit zwei Affen, die sich an dir weiterhin festklammern, gehst du um die Leiche herum, die von schwarzem Blut umgeben ist und wirfst einen Blick in die Tiefe des Tunnels hinunter. Dunkelheit starrt dir entgegen. Aufstöhnend drehst du dich um und beugst dich angeekelt zu dem Leichnam hinunter. Nur mit den Fingerspitzen und mit abgewendetem Kopf ziehst du die Höhlenlampe vom blutverschmierten Kopf des Maulwurfs. Der entstehende Würgereiz lässt dich kurz innehalten.

Als du das klebrige Objekt in den Händen hältst, betest du zu deinen Göttern, dass die Lampe noch funktioniert und tatsächlich. Mit einem leichten Sirren geht das Licht an. Mit der Lampe bewaffnet, wirfst du erneut einen Blick hinunter und siehe da, der Gang steht, wie du es bereits vermutet hast, schon halb unter Wasser. Das Wasser befindet sich wegen des Sees sehr nah unter der Oberfläche und hat sich daher schon durch den Boden des Gangs ausgebreitet.

Du fragst dich, ob du über den Gang vielleicht sogar in diese Schaltzentrale kommst, von der *er* geredet hat. Kurzerhand läufst du zu dem Boot hinüber, wirfst das Ruder hinein und beginnst, es zu dem Loch zu zerren. Die Affen hängen immer noch vor deiner Brust.

Das Boot ziehen

Du stehst mit etwa schulterbreit auseinander gestellten Beinen und mit leicht gebeugten Knien in der Ausgangsstellung. Du beugst deinen Oberkörper leicht nach vorne, dein Rücken bleibt dabei gestreckt. Deine Arme streckst du vor dir nach unten, dabei sind deine Hände zu Fäusten geballt. Du ziehst die Arme seitlich nach hinten oben, bis sich deine Fäuste auf Schulterhöhe befinden. Du hältst diese Position kurz und gehst dann zurück in die Ausgangsstellung. Achte darauf, dass dein Oberkörper während der Übung unter Spannung bleibt.

Workout

Führe die Übung 20-mal aus.

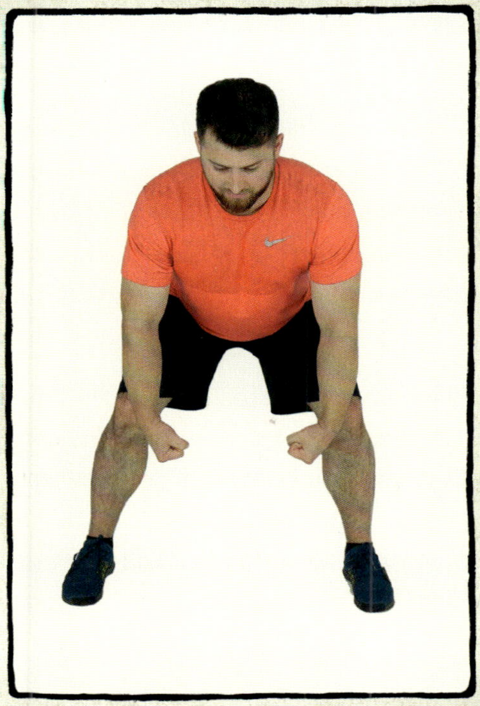

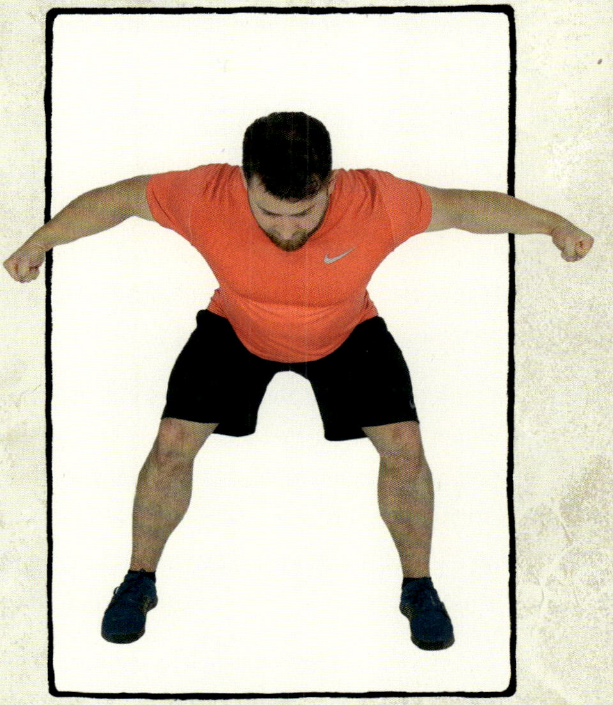

An dem Loch angekommen, schiebst du das Boot auf die Böschung und springst hinein, während es sanft nach unten in das Wasser gleitet. Erstaunt siehst du, wie groß der Gang ist, den der Maulwurf freigegraben hat. Mit sachten Ruderbewegungen, die ab und zu an den Boden des Gangs stoßen, schiebst du euch vorwärts. Der Lichtkegel zeigt euch immer nur einige Meter vor euch. Vorsichtig schiebst du euch immer weiter voran.

Irgendwann merkst du, dass das Wasser unter euch immer flacher wird. Bevor ihr auf Grund lauft, löst du vorsichtig die Umklammerung der beiden Affen und springst in das Wasser vor euch. Die Äffchen lassen dich nicht aus den Augen, während du das Holz des Bootes greifst. Meter um Meter ziehst du es hinter dir her. Das Licht wird immer schwächer und du hoffst, dass es noch reicht, bis du aus dem Tunnelsystem hinaus gelangst.

Das Wasser schwappt an deine Beine und bald ziehst du das Boot nur noch bergauf auf schwarzen Sand. Sobald du einen Fuß aus dem Tunnel setzt, hörst du ein seltsames Sirren und verharrst vorsichtshalber in einer kampfbereiten Stellung. Du hast nicht unbedingt Lust, dich schon wieder irgendeinem mutierten Wesen zu stellen. Die kleinen Affen hinter dir bleiben allerdings sehr ruhig.

Seltsam, denkst du dir, während das Sirren immer lauter wird. Du greifst dir das Ruder aus dem Boot und schaust dich achtsam um. Der Lichtkegel ist mittlerweile zu schwach, um auch nur eine Armlänge weit zu sehen und so stellst du dich bereits auf einen Mord im Dunkeln ein. Als das Sirren so laut wird, dass du dir schon die Ohren zuhalten willst, verstummt es plötzlich und du wirst geblendet von Helligkeit. Zwinkernd schaust du dich nach einer Gefahr um, aber nirgendwo ist etwas Lebendiges zu sehen.

Das Sirren kehrt leise zurück, dieses Mal als regelmäßiger Unterton, den du den Lampen über dir zuordnen kannst, die den Raum in ein steriles weißliches Licht tauchen und einen harten Kontrast zum dunklen Boden bieten. Mit einem stotternden Laut gehen Bildschirme an den Wänden an. Du trittst fasziniert einen Schritt näher und schaust dir die Bilder an. Je mehr du beobachtest, desto mehr Orte erkennst du wieder, an denen du schon warst. Von dem einen Bildschirm starrt dir ein zeterndes Gewohnheitstier entgegen, während das Bild immer weiter nach hinten zoomt.

Du kannst dir regelrecht vorstellen, wie der Faulusaurier eingeschüchtert nach hinten vor dem Gewohnheitstier flieht. Auf einem anderen Bildschirm siehst du den sturen Esel auf seiner Brücke stehen.

Du gehst weiter an den Bildern entlang und siehst den Turm von Borodab von außen. Aber auf keinem einzigen der Bilder ist das Innere zu sehen. Der Maulwurf schien tatsächlich die Wahrheit gesagt zu haben. Ein Schlafzauber. Du hörst praktisch, wie deine grauen Gehirnzellen rattern. Und schließlich wie Zahnräder ineinandergreifen.

Bisher wusstest du nur, dass du deine Heimat, die Stadt Stillheim, von den Chinchillas befreien musst, aber über das Wie? hast du dir nicht wirklich Gedanken gemacht.

Natürlich, wenn du sie auf die Insel zurückbringst, kämen sie nicht mehr aufs Festland, aber sie würden die gesamte Insel und ihre ... nun speziellen Bewohner terrorisieren und du kannst sie ja schlecht einfach alle im Meer ersaufen lassen. Ein Schlafzauber. Das wäre die optimale Lösung! Sie einfach vor dem Turm abladen, wo sie ihre Aggressionen im Schlaf verarbeiten konnten!

Grinsend schaust du weiter. Doch das Grinsen vergeht dir bald wieder. Auf immer mehr und mehr Bildschirmen siehst du Käfige über Käfige und leidende Tiere darin. Mitleid überwältigt dich. Wie kann man nur zu so etwas fähig sein? Du wirfst einen Blick hinter dich, um dich zu vergewissern, dass es den Affen gut geht.

Am Ende der Bildschirme angelangt, kommst du auch zur letzten Reihe von Schaltknöpfen und Riegeln, die beschriftet sind für jeden der Orte, die du sehen kannst. Licht, Futter, Wasser, Auslauf, alles scheint hier über magische Technik geregelt zu sein. Als Letztes in der Reihe siehst du einen großen roten Knopf, der beschriftet ist als „Zentralverriegelung".

Du schaust auf die vielen Käfige und auf den Knopf. Ohne groß nachzudenken, liegt deine Hand darauf und drückt ihn. Deine Begleiter springen auf das Schaltpult und sehen gemeinsam mit dir zu, wie die Käfigtüren eine nach der anderen aufgehen und die Tiere, Wesen wie aus einer anderen Welt, zögerlich ihre Köpfe hinausstrecken.

Als die ersten Tiere sich trauen, ihr Gefängnis zu verlassen, scheint das Eis gebrochen. Die Tiere treten aus ihren Käfigen und fallen sich wie Menschen zum Teil in die Arme, zum Teil suchen sie schon den Ausweg nach draußen. Die Faulusaurier scheinen sich einer nach dem anderen aus der Trance der Telepathie zu schütteln und so wird ein Bildschirm nach dem anderen schwarz.

Als sie alle ausgegangen sind, schielst du auf dein Boot hinüber, das jetzt mit zwei schlafenden Affen gefüllt ist. Kopfschüttelnd überlegst du, wie du am besten hieraus kommst. Auf den Bildschirmen hast du keinen wirklichen Fluchtweg aus dem Raum gesehen, außer den Tunnel, den der Maulwurf gegraben hat, aber dann ... du stutzt. An der Wand hängt eine Art Plan des Raums und genau in der Mitte ist ein dickes rotes X wie auf einer Schatzkarte. In kleiner schwarzer Schrift ist daneben vermerkt: „Mechanismus klemmt, Gewicht!!!" Seltsam, denkst du nur, aber du beschließt, es auszuprobieren.

Du würdest durchaus behaupten, dass dich nicht mehr viel schocken kann, also zuckst du mit den Schultern und ziehst das Boot in die Richtung der Stelle, an der du das X im Raum vermutest. Dann setzt du dich ins Boot und lauschst auf einen Mechanismus. Und tatsächlich, knirschend setzt sich irgendetwas in Bewegung. Irgendetwas. Du siehst und spürst überhaupt keine Veränderung.

Als du dich gerade aufrichtest, um auf den Boden unter dir zu spähen, wird euer Boot nach oben katapultiert und du siehst nur verdutzte Affen, die die Schwerkraft leicht nach oben hebt, als es rasant wieder abwärts geht.

Nein, nein, nein, nein, nein! Nicht das Boot! Du flehst zu allen Göttern, die du kennst, bitte nicht das Boot kaputt machen! Und einmal, wenigstens einmal scheinen die Götter deine Gebete zu erhören und euer Fall wird sanft abgebremst. Mit einem leichten Schaukeln geht es wieder aufwärts. Misstrauisch schaust du über den Rand des Bootes und siehst unter euch eine riesige Sprungfeder, die euch nun, wohl magisch-mechanisch, nach oben fährt. Oben. Du schaust in die Höhe, kannst aber nichts erkennen. Euch bleibt sowieso nichts anderes übrig, als abzuwarten. Um euch die Langeweile zu vertreiben, fangt ihr an, eure Muskeln ein wenig wieder zu strecken.

Back Bowes

Du liegst auf dem Bauch und deine Fußspitzen bleiben auf dem Boden. Deine Arme streckst du nach vorne und führst sie vor deinem Kopf zusammen. Du biegst deinen Körper abwechselnd nach links und rechts.

Workout

Führe die Übung im Wechsel 10-mal nach links und 10-mal nach rechts aus.

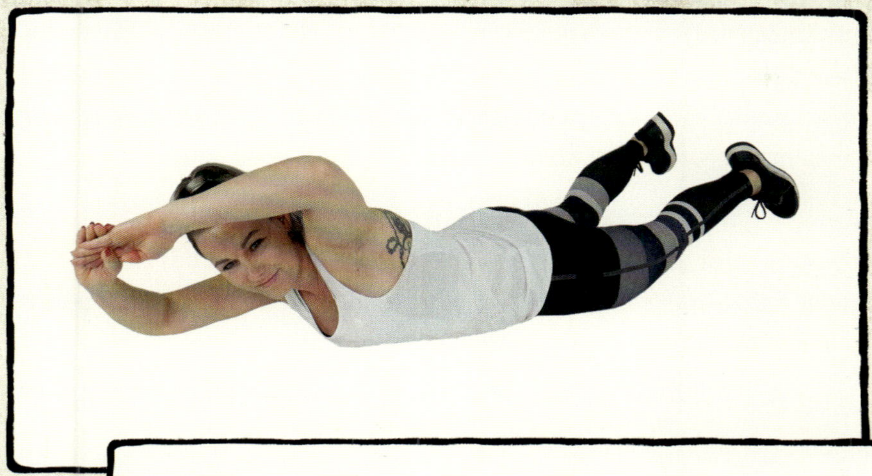

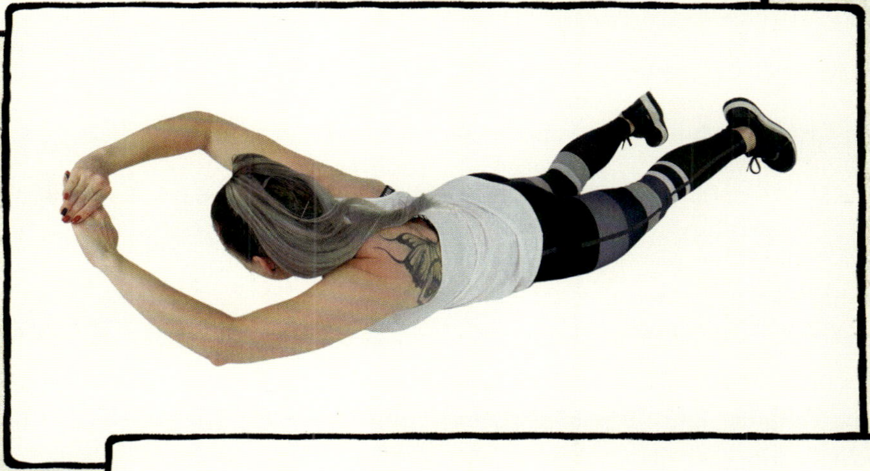

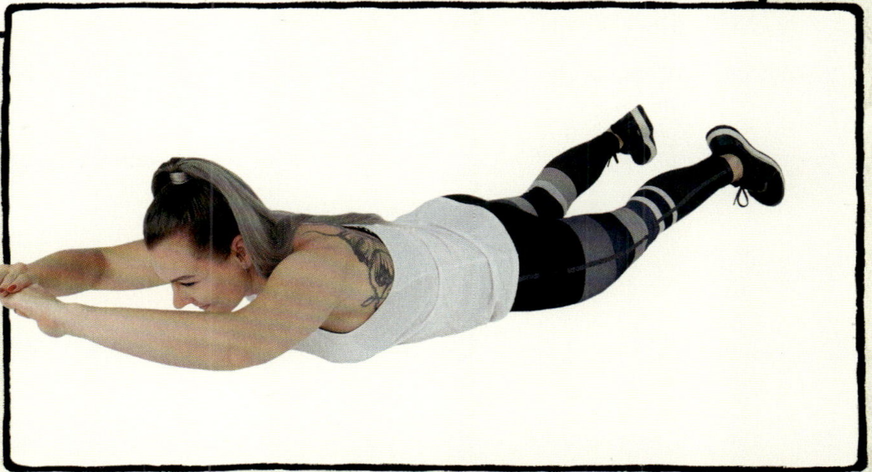

Ein Knarzen lässt euch in eurem Flow innehalten. Um euch herum ist es dunkel geworden, als auf einmal ein ... Zittern durch die runde Wand um euch herum geht. Wie eine Sardinenbüchse schält sich die Wand auf einmal nach außen und gibt euch einen Blick frei auf einen euch nur altbekannten Ort. Ihr steht mit eurem Boot an genau dem Ort, wo euer Abenteuer eigentlich erst begonnen hat.

Als du in die Höhe schaust, siehst du, dass durch unendlich viele kleine Löcher das Licht in den Raum strömt. Gebündelte Lichtstrahlen, die durch die Decke treten, werfen sich bewegende Muster an die Wand und glibschiger Schleim ist nirgendwo zu entdecken.

Ihr steht in einer kreisrunden Grotte. An der Wand ein Skelett. Und dort, wo du die Säule in Erinnerung hast, steht ihr mit eurem Boot.

Wehmütig siehst du deinen kleinen Affen an.

„Deswegen hast du mich hierher geführt? Wegen deines kleinen Freundes?"

Der Affe rückt sich nur die kleine Fliege zurecht und tut das Gleiche dann bei seinem Artgenossen.

Anscheinend also schon ... Angestrengt überlegst du, wie du das Boot jetzt am besten auf den Fluss bekommst, um direkt hinaus aufs Meer zu segeln. Fieberhaft suchst du den Fahrstuhl nach einer ähnlichen Zeichnung wie unten ab. Das Boot durch den schmalen Tunnel zu bekommen, der nach draußen führt, wäre nämlich eine Tortur für sich. Nur leider wirst du nicht fündig. Die Affen, die mittlerweile angefangen haben, im Boot herumzualbern, schaust du scherzhaft an: „Wollt ihr nicht mal mithelfen?"

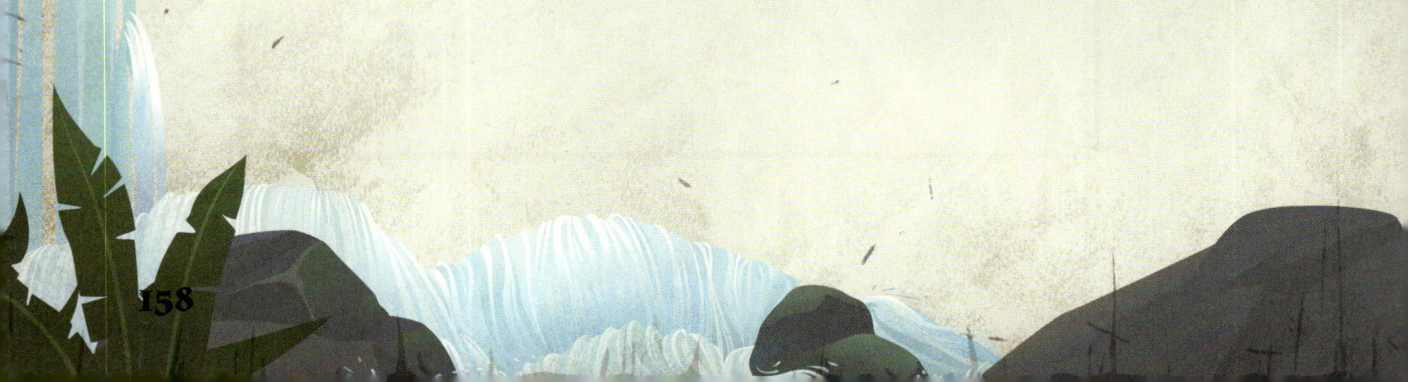

D e Affen kabbeln noch ein bisschen rum, bis sich dein kleiner Freund, der immer noch keinen ordentlichen Namen trägt, wie dir gerade auffällt, aufrafft und zu einer Wand der Grotte läuft. Zweifelnd, ob das tatsächlich die Lösung sein soll, folgst du ihm und schaust dir die Wand genauer an. Nichts zu entdecken.

Irritiert suchst du die gesamte Wand nach einem versteckten Schalter oder Mechanismus ab, aber vergeblich. Mit einem überheblichen Schnauben hüpft der Affe einmal auf der Stelle, an der er sitzt und die gesamte Wand fährt sich nach oben. Und dahinter ... du kannst es nicht fassen, ist tatsächlich ein Fluss, der unterirdisch aus dem Berg sprudelt und in Richtung des Wasserfalls führt. Erleichtert und dankbar hältst du dem Affen deine Schulter hin und holst das Boot.

„Ernie und Bert?"

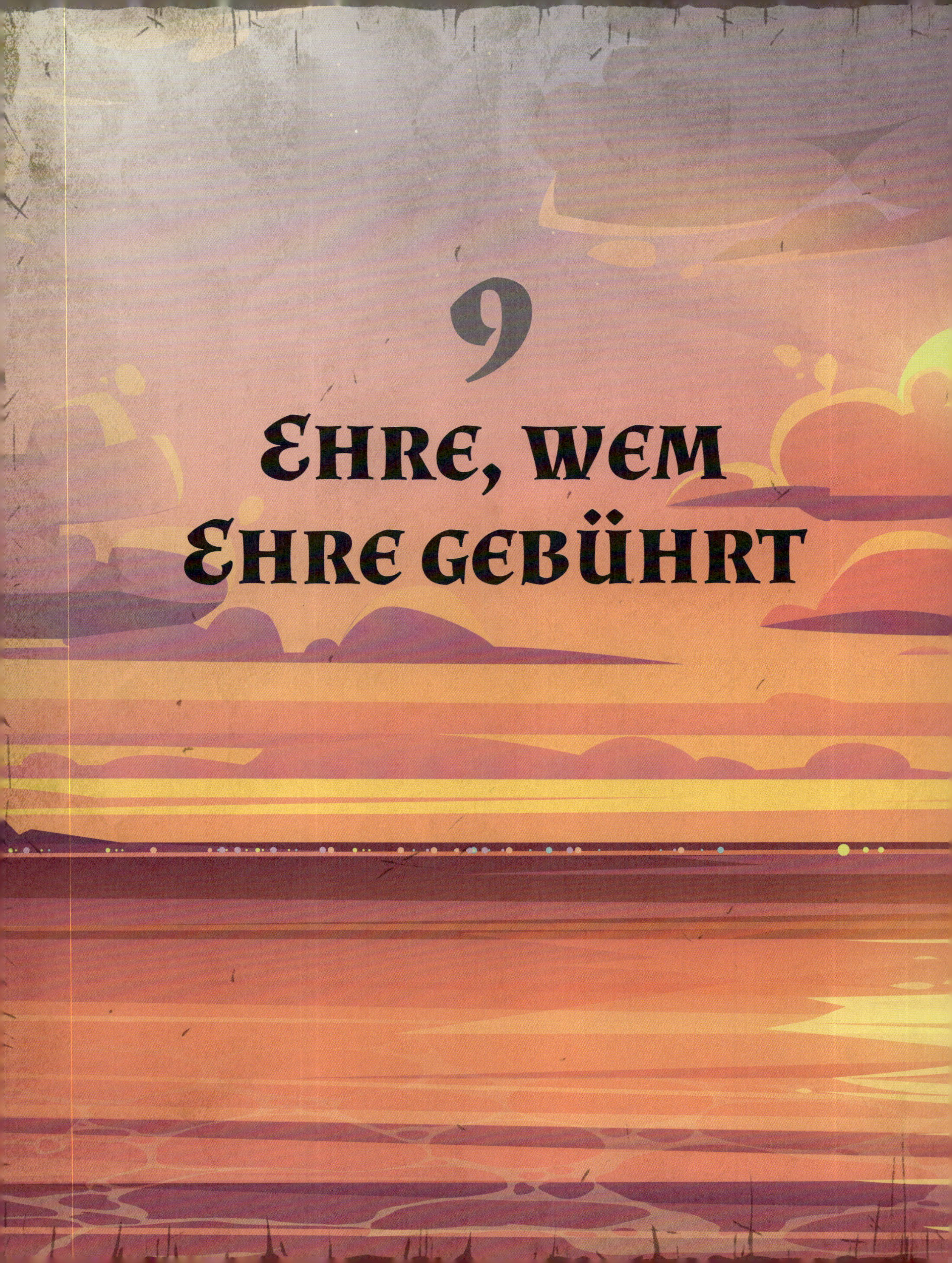

9

Ehre, wem Ehre gebührt

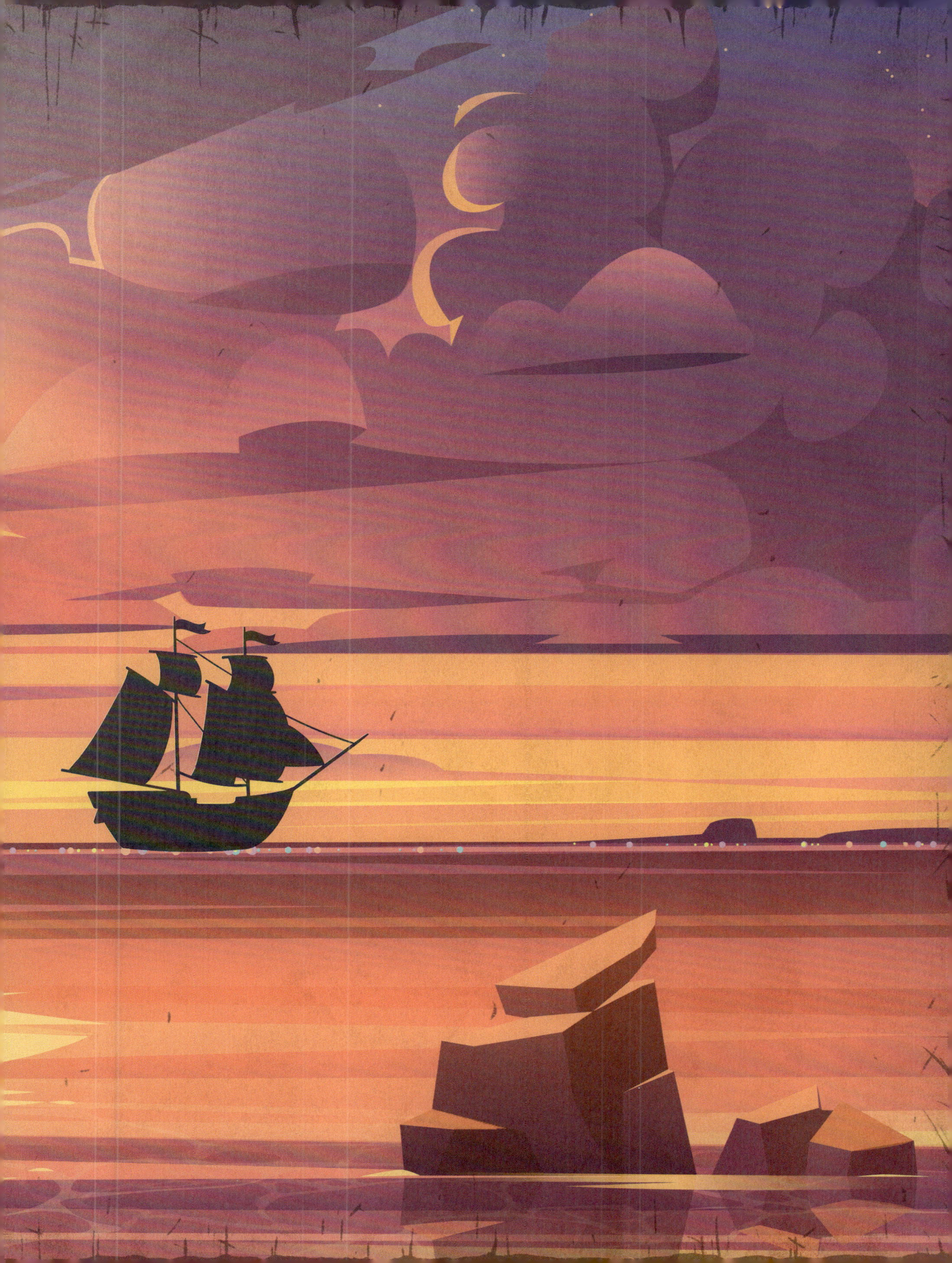

Ehre, wem Ehre gebührt

Das Boot fährt endlich auf dem Fluss, ihr schippert gemächlich in Richtung des Wasserfalls. Du weißt, dass eure Fahrt gleich eher Wasserrafting ähneln wird, aber das stört dich nur wenig. Es gibt wohl kaum etwas, das du auf dieser Insel noch nicht schon überwunden hättest. Auch nach dem Wasserfall geht eure Fahrt ruhig weiter. Die Piranhas lassen euer Boot erstaunlicherweise in Ruhe und auch um die Steine, auf denen du vor gar nicht allzu langer Zeit balanciert hast, navigierst du gut herum.

Dir scheint fast, als ob die Insel dich verabschiedet und seine Bewohner froh sind, dass du ihnen geholfen hast. Zumindest einigen von ihnen, korrigierst du dich, als du an das Gewohnheitstier und den Maulwurf denkst.

Mit frischen Gedanken blickst du in Richtung Festland.

„Was meint ihr zu Tom und Jerry?", überlegst du laut und schaust gespannt auf deine jetzt sogar zwei Gefährten. Schnauben antwortet dir. Schon wieder.

Du denkst weiter nach und genießt dabei die Fahrt mit dem Boot. Noch trägt euch die Strömung von alleine und das Ruder liegt nur locker in deiner Hand. Die Affen haben es sich vorne im Bug gemütlich gemacht und lassen ihre Bäuche in der Sonne warm werden. Auch du bist froh über die Wärme und die fröhlichen Geräusche um euch herum.

Als du ans Ufer schaust, stutzt du. Dort liegen tatsächlich die Bäume, die du am Anfang deines Abenteuers für dein erstes Floß zusammengesammelt hast. Kurzerhand stößt du das Ruder ins Wasser und manövrierst euch in die Richtung des Ufers. Als du nah genug bist, angelst du einen der Stämme und überlässt es wieder dem Fluss, euch zu leiten. Grinsend schaust du die verwirrten Affen an.

„Na, wenn wir schon segeln gehen, dann doch wohl richtig!"

Während Bäume, Lianen und bunte Blüten an euch vorbeiziehen, reißt du ein großes Stück deines eh schon zu großen Hemdes ab und beginnst zu knoten.

Während deine Finger routiniert die Knoten zuziehen, kommt dir ein Gedanke. Deine Arbeit sinkt in deinen Schoß und mit großen Augen schaust du deinen Affen an. „Bist du ..."

Deine angefangene Frage verklingt.

„Calypso, Anne Bonny, Jeanne de Clisson, Mary Read, Ching Shih?"

Schon als du den ersten Vorschlag machst, schaut dein Affe dich aufmerksam an und beginnt begeistert mit dem Kopf zu nicken, à la: „Mein dummer Freund hat es endlich begriffen!"

Lachend meinst du dann zu ihr: „Mary Read passt gut zu dir, was meinst du? Hat sich auch ewig als Mann verkleidet!"

Mit einem gütigen Nicken nimmt deine Gefährtin den Namen an.

„Und du", drehst du dich zu dem anderen Affen, „bist du eher ihre Anne Bonny oder ihr flämischer Soldat?"

Die Äffin signalisiert dir sehr schnell, dass sie wohl eher eine Anne ist und grinsend sagst du vor dich hin: „Also Mary Read und Anne Bonny!"

Der Wind um euch herum frischt immer mehr auf, je näher ihr dem offenen Meer kommt.

„Und jetzt passt mal auf", rufst du über die Böen deinen Begleiterinnen zu. Als der Fluss euch freigibt, zieht euch das Meer parallel zur Küste hin. Du wartest den richtigen Moment ab und springst dann auf. Du stößt den Baumstamm mit dem improvisierten Segel in die Halterung in der Bootsmitte und ziehst es in die Windrichtung, die nach Stillheim hin weht.

Mit einem Jauchzen ergreift die Luft das Hemd und jubelnd macht ihr einen Satz vorwärts. Die Gischt spritzt in dein Gesicht und du lehnst dich aus dem Boot, um den Böen Widerstand zu geben. Dein Affe springt dir auf die Schulter und du kannst nicht anders, als deine Freude in die Welt hinauszuschreien. Du bist wieder in deinem Element. Mit geübten Händen ziehst du euren Mast in die richtige Position, um den Wind am besten einzufangen.

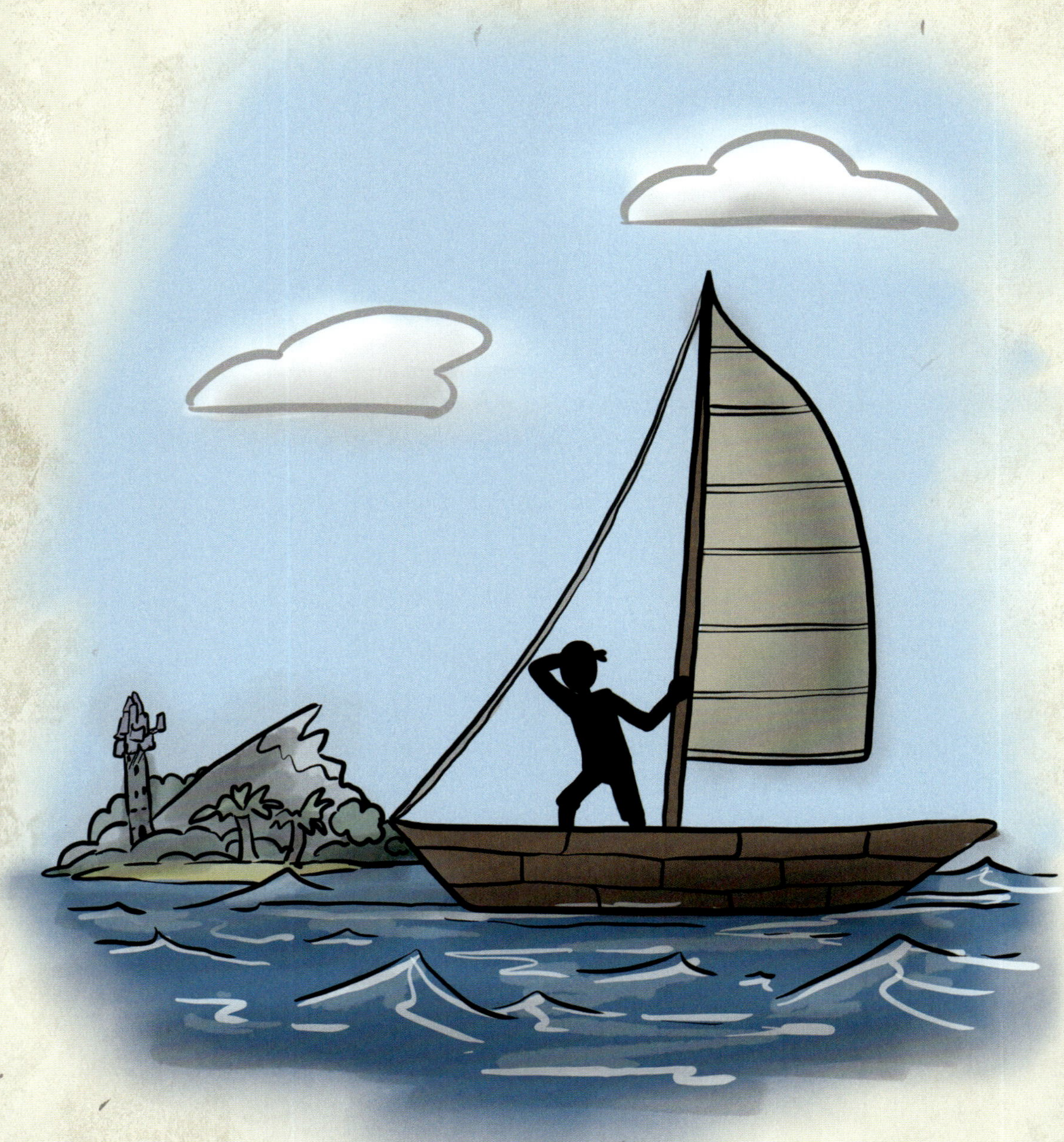

Deine Haare fliegen um dein Gesicht und deine Füße finden den Rhythmus des Bootes und des Meeres ohne Schwierigkeiten wieder.

Ein wehmütiger Blick zurück zeigt dir, dass die Insel schon lange hinter euch liegt. Entschlossen blickst du wieder nach vorne, euer Abenteuer ist ja schließlich noch nicht zu Ende, die Chinchillas richten genau in diesem Augenblick bestimmt immer noch Chaos in Erteras an.

Bald schon seht ihr den Strand vor Stillheim. Der Wind flaut ab, als ihr in die kleine Bucht einlauft. Du spannst das Segel ab und greifst nach dem Ruder. Mit einigen kräftigen Ruderschlägen lauft ihr auf dem Sand auf. Die beiden Affen springen vor dir vom Boot und erkunden keckernd das angespülte Treibholz. Mitten am Strand liegt tatsächlich eine abgebrochene Gallionsfigur. Du ziehst das Boot nach oben und sicherst es gegen das Wasser, das droht, es wieder hinauszuziehen.

Von der Stadt wehen dir schon die Gerüche des Hafens entgegen. Das Parfüm von Fischresten und Schweiß mischt sich und weht zu dir an den Strand. Tief ziehst du den Duft in die Nase und denkst dir dabei: Die einzige Sache, die ich nicht vermisst habe!

Als du deinen Begleiterinnen folgst, hörst du Lärm aus den Gassen von Stillheim klingen. Rumpeln und Knallen, gefolgt von Flüchen und gutturalen Tierlauten.

Ihr tauscht einen Blick aus und rennt hinauf in die Stadt. Da schon hörst du die tiefe Stimme von Jorbald Süßgrund, der Befehle brüllt. Als er dich sieht, brüllt er dir zu: „Steh nicht so da rum, hilf uns, die Viecher einzufangen!"

Du wendest dich um und schreckst zurück. Eine Horde von riesigen Chinchillas greift die Stadt an. Die Häuser weisen zum Teil Nagespuren auf und sogar einige der Pflastersteine fehlen auf der Straße. Briefkästen sind umgefallen und Zäune fast weggefressen. Die Vorgärten, die du sehen kannst, sind komplett verwüstet und die hölzernen Straßenschilder liegen zersplittert auf dem Boden.

Viele der Bewohner schwingen Äxte oder Holzstäbe zur Verteidigung. Eine Frau schlägt sogar mit einer Bratpfanne um sich und trifft dabei einen kleineren Chinchilla, der sich einmal um die eigene Achse dreht und zu Boden geht. Du reißt dich aus deiner Starre und rennst auf die Chinchillas zu, um dich mit den anderen in den Kampf zu werfen.

Boss: Die Chinchillas

Führe zwei Wiederholungen des Workouts durch.

Workout

10 Burpees
15 Kniebeugen mit Tritt
30 Sekunden Plank
15 Squats

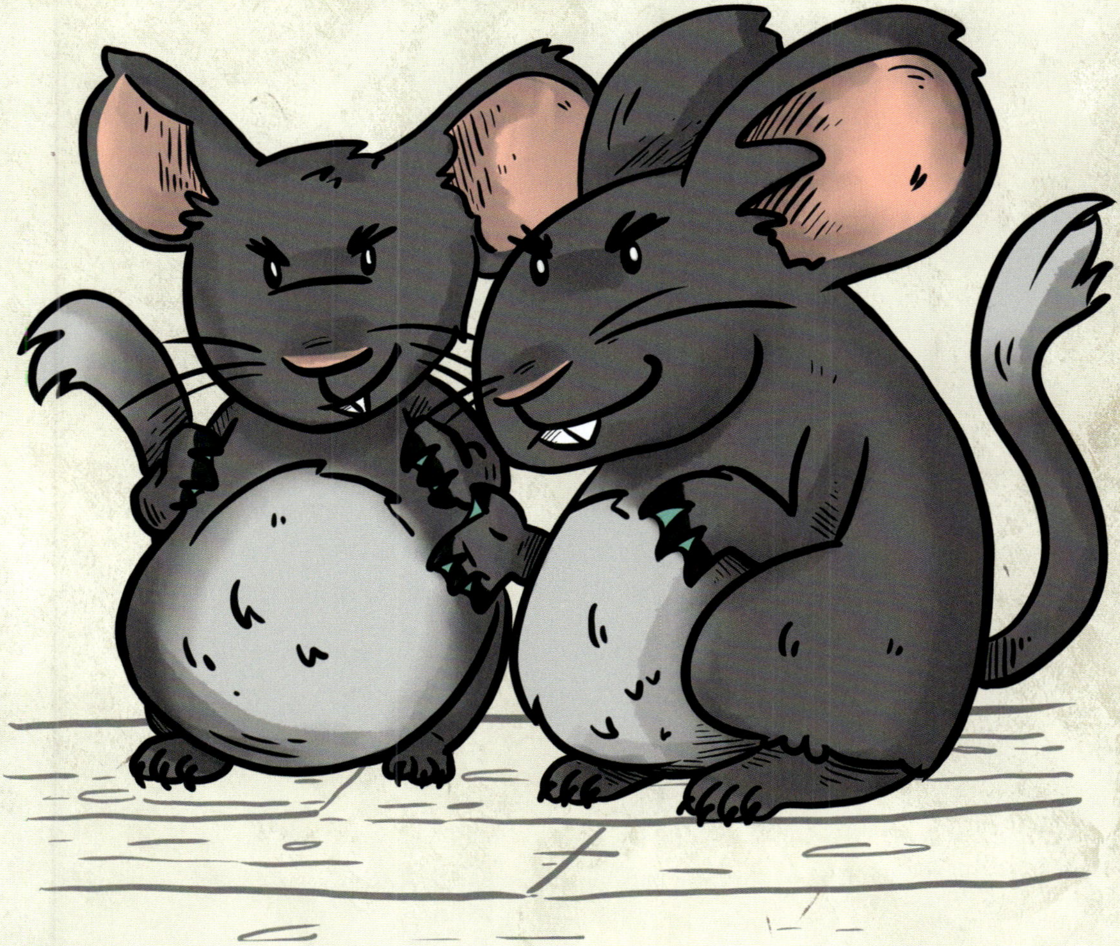

Atemlos ziehst du dich aus dem Getümmel zurück und schnappst einige Male nach Luft. Die Chinchillas sind einfach zu viele und zu stark, als dass ihr sie besiegen könntet. Fieberhaft überlegst du, wie ihr sie doch noch aufhalten könnt. Siedend heiß fällt dir dabei der Chilla-Cocktail ein, den du aus Borodabs Turm hast mitgehen lassen. Du weißt nicht, wofür er gut ist, aber so, wie es gerade aussieht, könnt ihr die Stadt nicht mehr lange halten, wenn kein Wunder passiert.

Du tastest deine Taschen ab und tatsächlich, neben dem Notizbuch, ist die Phiole noch heil in ein Tuch eingewickelt in deiner Tasche. Du schaust sie dir an und hast nicht den Schimmer einer Idee, was du damit tun sollst.

Mary Read schaut dir von der anderen Seite des Kampfgetümmels aus zu, während sie zusammen mit Anne Bonny einen Chinchilla beschäftigt hält, der versucht, sie zu fangen. Kurz bleibt sie stehen und macht eine werfende Geste.

Ohne lange zu fackeln, tust du, was sie andeutet, und wirfst den Flacon in hohem Bogen mitten zwischen die Chinchillas. Mit einem ohrenbetäubenden Knall, dem man der Phiole gar nicht zugetraut hätte, explodiert sie auf dem Kopfsteinpflaster und lässt eine pilzförmige Wolke aus grünem Dampf nach oben steigen, der sich über die ganze Stadt ausbreitet.

„Was hast du getan?" kannst du nur denken, als der Nebel euch alle einhüllt. Was, wenn die Schwaden dafür sorgen, dass alle hier zu Chinchillas mutieren? Panisch wedelst du vor deinem Gesicht herum, bis du wieder sehen kannst, doch deine Hände sehen zum Glück noch genauso aus wie vorher. Kein Pelz wächst dir und auch keine Schwimmhäute!

Du blickst dich in der Straße um und siehst, dass die Chinchillas aufgehört haben zu kämpfen. Stattdessen torkeln sie herum und machen komische Geräusche, die sich verdächtig anhören wie ... ein dreckiges Seemannslied, das du kennst?

Mit großen Augen schauen du und die Stadtbewohner zu, wie die Chinchillas das Lied zu Ende grölen und dann einfach umfallen.

Eine fragile Stille macht sich über euch breit. Bis Jorbald Süßgrund auf einmal murmelt: „So besoffen war meine Crew gestern auch."

Die Stadtbewohner samt der verkaterten Crew von Jorbald Süßgrund jubeln über diesen Sieg über die Chinchillas, während du grinsend wie ein Idiot mitten in Stillheim stehst, mit zwei Affen auf deinen Schultern und auf einen ausgeknockten Chinchilla hinabschaust.

Ihr habt gewonnen. Tatsächlich gewonnen! Die Chinchillas sind zwar nur für kurze Zeit außer Gefecht gesetzt, aber die Zeit reicht, um sie wieder zurück auf die Insel zu Borodabs Turm zu schaffen!

Auf einmal wirst du von hinten fast umgeworfen. Die Hand von Jorbald Süßgrund ist auf deinem Rücken gelandet: „Gut gemacht! Und, schon Pläne, wo die Viecher hin sollen?"

Obwohl er kein überschwängliches Lob äußert, freust du dich über die Wertschätzung und als sich die anderen Stadtbewohner anschließen mit Dankesbekundungen und Anerkennung, bekommst du das Grinsen gar nicht mehr aus dem Gesicht.

Du legst Jorbald schnell deinen Plan dar und mit einigen harschen Befehlen wird das Ganze auf Kurs gebracht. Die Stadtbewohner helfen tatkräftig mit, die Chinchillas zum Hafen zu karren. Aus den Häusern kommen vorsichtig auch die Kinder und Alten, die sich vor dem Ansturm der Chinchillas versteckt haben.

Aus den Augenwinkeln nur siehst du eine vertraute Gestalt sich hinter einer Mauer hervorstehlen und drehst dich um, um sie genauer in Augenschein zu nehmen. Dir fällt die Kinnlade buchstäblich hinunter.

Es ist doch wirklich Snöreslecker, der sich davonstehlen will.

Mit einem lauten Pfiff bewegst du ihn dazu, sich zu dir umzudrehen. Du merkst, wie unangenehm es ihm ist, dir wieder zu begegnen. Seine Schultern sind hochgezogen und seinen Kopf hat er eingezogen.

„Heyho, Landratte, lange nicht mehr gesehen, arrgh", versucht er, die Stimmung zu lockern, doch dein eisiger Blick bleibt der Gleiche.

Snöreslecker räuspert sich: „Ent ... schuldigung?"

Sein Tonfall hört sich an, als würde er beinahe an dem Wort ersticken, doch er bekommt es tatsächlich über die Lippen.

Ohne dich umzusehen, rufst du Jorbald zu: „Deine Crew braucht heute wohl nicht rausfahren, wir haben einen freiwilligen Kapitän gefunden!"

Freudig dreht sich der Kapitän um und will wissen, wer die unangenehme Aufgabe übernimmt, die Chinchillas schnellstmöglich zu dem Turm zu bringen. Als sein Blick auf Snöreslecker fällt, heben sich seine Augenbrauen: „Du willst die Aufgabe übernehmen, auf dem *Fliegenden Lamm* die Chinchillas wieder zurückzubringen?"

Mit dem Blick auf dich, richtet er sich auf und nickt dem anderen zu.

„Ich übernehm das, aight! Brauche nur wen, der mich zu diesem Turm da führt, aight."

Er hält deinem Blick stand und nickt erneut. Dann fügt er noch ein „Arrgh" an und geht zu dem nächsten Chinchilla hinüber, um zu helfen, ihn zum Hafen hinunterzuschleppen. Anne Bonny keckert etwas zu Mary Read und folgt den Chinchillaträgern zum Hafen.

Du schaust fragend zu deiner Begleiterin, die nach wie vor auf deiner Schulter sitzt und meinst zu ihr: „Wird sie ihnen den Weg zeigen?"

Mary Read nickt nur und blickt ihr nach.

„Kommt sie zurück?"

Wieder nickt deine Gefährtin und schmiegt sich an deinen Hals an.

Du streichelst ihr einmal über den Kopf und folgst dann den anderen zum Hafen. Die Chinchillas sind fast alle mittlerweile auf das *Fliegende Lamm* geladen und Käpt'n Snöreslecker steht bereits an der Ruderpinne und grummelt Anweisungen, wo die Chinchillas, die ihren Rausch ausschlafen, untergebracht werden sollen. Einige deiner Crewmitglieder helfen beim Bereitmachen des Schiffs für die Fahrt zur Insel.

Mit ein paar von ihnen tauschst du dich über die letzten spannenden Wochen aus. Dabei sitzt Mary Read dir immer auf deiner Schulter. Du hast nicht nur eine gute Freundin und coole Piratenbegleitung dazugewonnen, sondern auch Geschichten, die du erzählen kannst!

Ihr wartet, bis alle Chinchillas schnarchend an Bord sind. Mit einigen lauten Kommandos werden die Leinen vom Pier gelöst und das Boot legt in Richtung Insel ab.

Du setzt dich auf eines der Fässer, die am Hafen herumstehen und siehst dem Schiff nach.

Ihr habt es wirklich geschafft. Ihr seid unversehrt von der Insel heruntergekommen und habt die Tiere dort befreit. Und auch die bösen Chinchillas stellen keine Bedrohung mehr für Erteras dar.

Jorbald geht mit einem respektvollen Nicken an dir vorbei zurück zur Stadt. Auch andere werfen dir noch ein „Danke" zu, bevor sie in ihre Heime zurückkehren.

Mit einem Blick nach hinten siehst du die verwüstete Stadt an, doch du weißt, dass ihre Einwohner taff sind. Der Wiederaufbau der zerstörten und gefressenen Teile der Stadt sollte nur einige Wochen in Anspruch nehmen. Dein Blick gleitet wieder zum *Fliegenden Lamm,* das am Horizont verschwindet. Ihr seid zu Hause.

Und wenn der Käpt'n wieder da ist, wirst du ihn davon überzeugen, deinen Beuteanteil stark zu erhöhen, bevor du wieder zur See fährst!

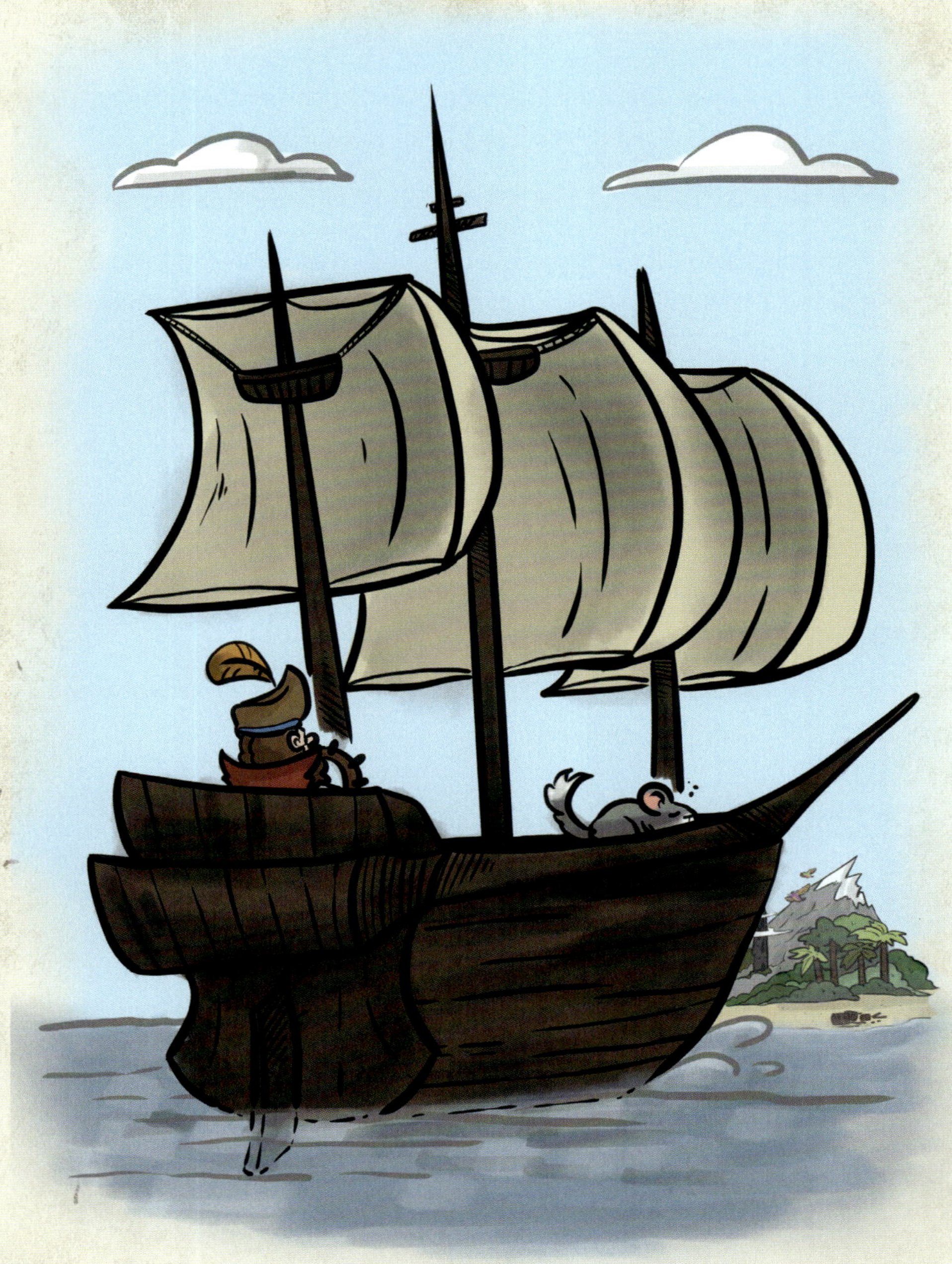

Ende

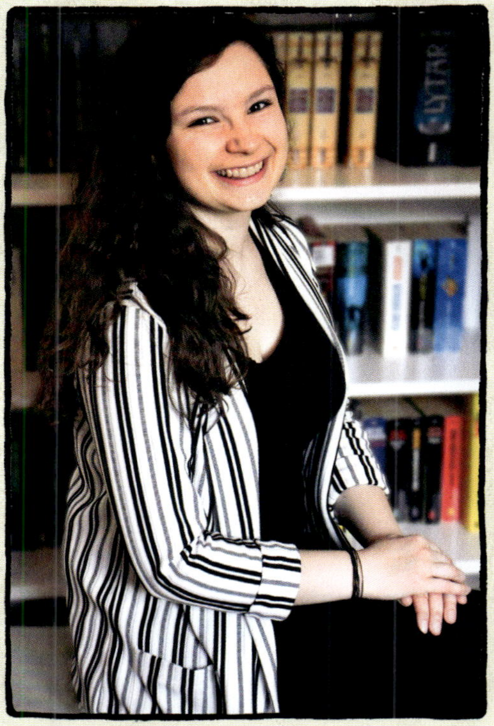

Die Autorin

Marie Fritsche hat schon früh ihre Liebe zu Büchern entdeckt und war schon in jungen Jahren eine echte Leseratte. Da lag es nicht fern, den Schritt zum Schreiben zu wagen und eigene Welten zu schaffen. Autorin zu werden hätte sie sich nie zu träumen gewagt! Zurzeit studiert sie International Management dual bei einer namhaften Firma.

Bildnachweis und Lektorat

Coverillustration: Anna-Katharina Plischke: Instagram.com/kathasartworks

Illustrationen: S. 10, 25, 28, 31, 35, 41, 45, 64, 78, 82, 87, 93, 98, 105, 117, 131, 134, 137, 147, 164, 167, 172: ©Anna-Katharina Plischke; Hintergrundgrafiken und Kapitelaufmacher: ©AdobeStock, ©Alwin Reifschneider: S. 3 Logo „Dungeons & Workouts"

Covergestaltung: Annika Naas

Layout und Satz: Annika Naas

Übungsbilder: Sven Zuraszek

Models: Sven Zuraszek, Cally Karaszkiewicz

Projektleitung: Andreas Reuel, Riccardo Rip

Lektorat: Dr. Irmgard Jaeger

Die MuskelManufaktur

Cally & Sven

Wir danken...
...dem Meyer & Meyer Verlag für das Mitwirken bei dem Buch.
...danke für die Reise durch die Welt von Dungeons & Workouts.

Wir, Cally & Sven, sind mehr als nur Personal Trainer in der Kaiserstadt Aachen und vor allem mehr als nur ein Fitnessstudio.
Als Blogger Duo versorgen wir dich mit Stories aus unserer kleinen freaky Fitnesswelt. Wir behandeln Themen rund um Training und Ernährung, präsentieren gesunde Rezepte, leckere Schlemmereien und teilen Stories unserer Member aus unserer PersonalBox.

Und, wie ist deine Reise durchs Dungeons & Workouts gelaufen? Wir sind neugierig und wir freuen uns über dein Feedback.

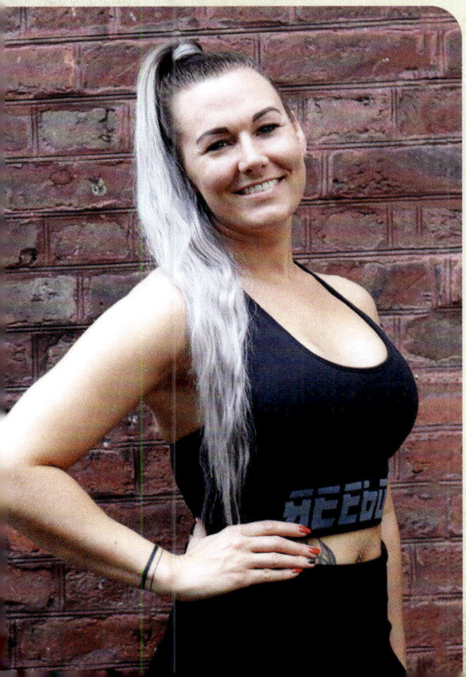

Scan mich

www.dmm-aachen.de

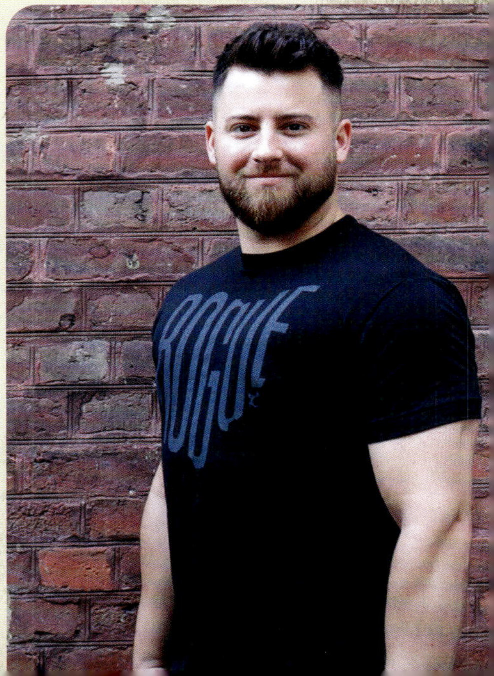

DUNGEONS & WORKOUTS

ZIEHT GUT GERÜSTET IN DEN KAMPF

DIE WELT VON DUNGEONS & WORKOUTS

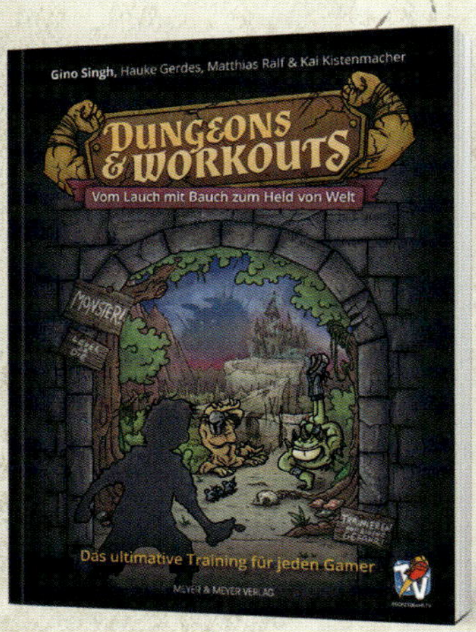

ISBN: 978-3-8403-7562-0

€ [D] 22,95/€ [A] 23,60

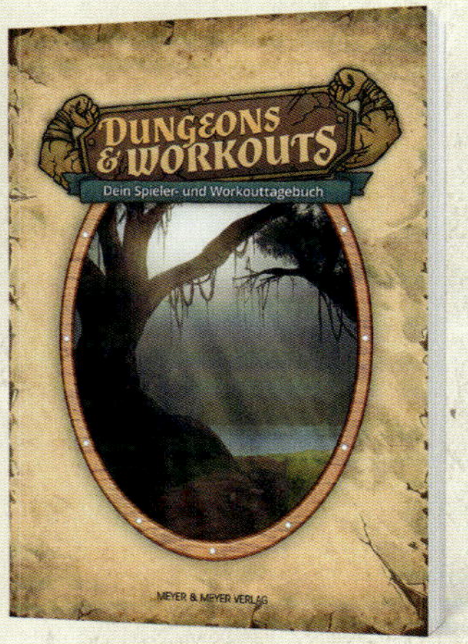

ISBN: 978-3-8403-7635-1

€ [D] 7,00/€ [A] 7,20

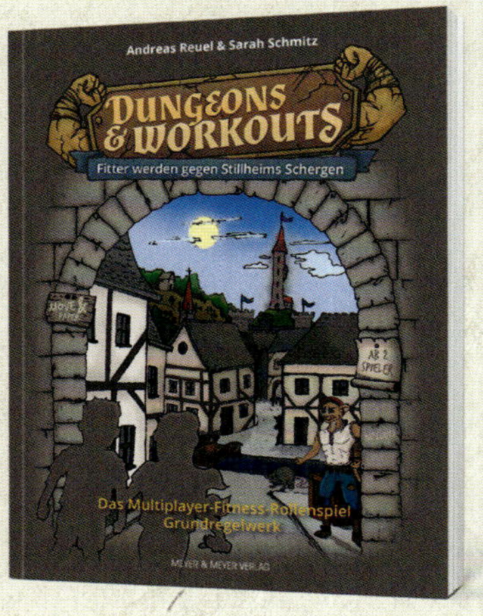

ISBN: 978-3-8403-7638-2

€ [D] 25,00/€ [A] 25,70

https://dungeonsandworkouts.com

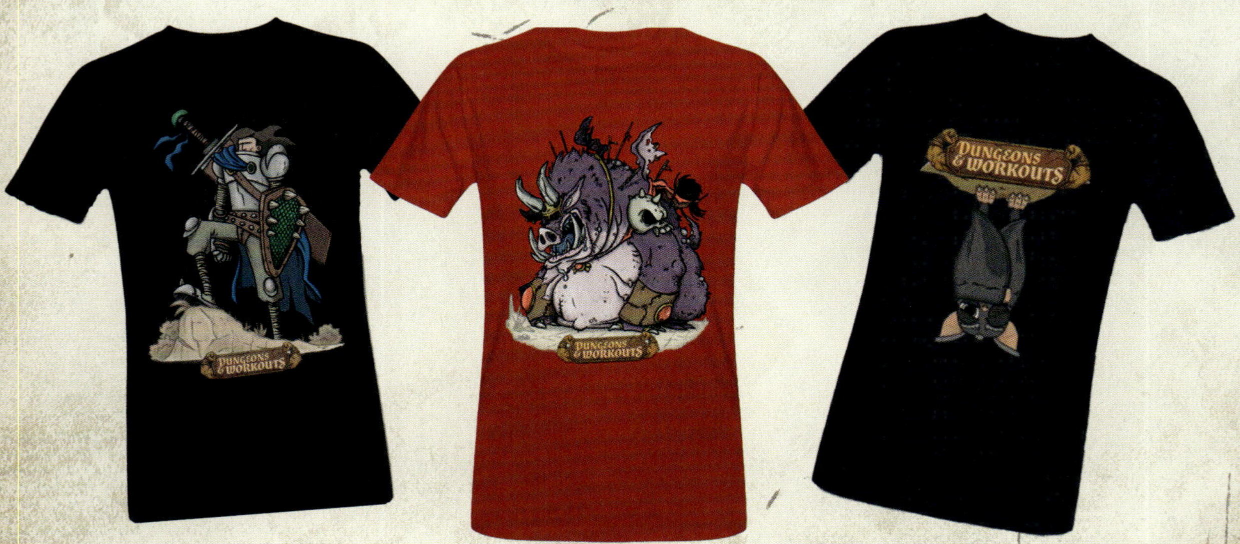